口腔カンジダ症薬物療法の指針

―治療とケアに役立つ基礎と臨床―

日本歯科薬物療法学会
口腔カンジダ症薬物療法ガイドライン制定委員会 編

医歯薬出版株式会社

This book is originally published in Japanese
under the title of :

Kōkū Kanjidashō Yakubutsu Ryōhō-no Shishin
(Guideline for Oral Candidiasis Pharmacotherapy)

Editors:
  Japanese Society of Oral Therapeutics and Pharmacology

© 2016 1st ed.
ISHIYAKU PUBLISHERS, INC.
  7-10 Honkomagome 1 chome, Bunkyo-ku,
  Tokyo 113-8612, Japan

序

　舌が痛い，ピリピリする．口角が切れて痛い．歯科治療中の際にそのようなことを訴える患者さんはいませんか．口腔乾燥，舌の疼痛から食事量が減っている，含嗽剤を使っているが良くならない，苦味も出てきたそのような入居者の対応に困っていませんか．

　本書は，一般社団法人　日本歯科薬物療法学会会員から「舌炎，口腔粘膜炎，口腔カンジダ症について，診断から治療までわかりやすい本が欲しい」という声に応えるため，学会として口腔カンジダ症薬物療法治療指針作成委員会を組織し検討し，診断から治療まで一冊で理解できることを目的として編集しました．歯科外来診療において可能な検査法，診断法を網羅し，チェアサイドで診断治療の手がかりとなる本を目指しました．抗真菌薬は多くの薬剤との相互作用があります．主なものは薬物代謝酵素CYPによりますが，近年では腸管，尿細管などのP-糖たんぱく質を介した相互作用機序も明らかになっています．それらについても主な併用注意薬を含めて理解しやすいようにいたしました．

　類書のない本を目指そうとした委員会一同の編集はいかがでしょうか．末永く御愛読いただければと思っております．

　ご協力いただいた執筆者およびご教示いただいた先生方に感謝申し上げます．

2016年　2月
一般社団法人　日本歯科薬物療法学会
理事長　金子明寛

口腔カンジダ症薬物療法の指針 —治療とケアに役立つ基礎と臨床—
CONTENTS

1章 口腔カンジダの基礎

1. カンジダとは ……………………………………………………… 前田伸子　1
   1) 真菌とヒトとのかかわり　1 ／ 2) カンジダの発育形態　1 ／ 3) 細胞壁の構造　1
   4) カンジダの病原因子と常在性　2
2. 口腔カンジダ症とは ……………………………………………… 前田伸子　3
   1) 口腔カンジダ症の歴史　3 ／ 2) 口腔カンジダ症の病態　4 ／ 3) 口腔カンジダ症の病因　4 ／ 4) カンジダ症の動向　5
3. Q&A ………………………………………………………………… 上川善昭　6
   コラム　口腔カンジダ症の臨床統計 …………………………… 佐藤　勉　7

2章 口腔カンジダ症の診断

1. 検査法 ……………………………………………………………… 上川善昭　8
   1) Gram 染色　8 ／ 2) PAS 染色　9 ／ 3) その他の染色法　10 ／ 4) 抗真菌薬感受性検査　10
2. 診断法 ……………………………………………………………… 上川善昭　11
   1) 視診　11 ／ 2) 培養検査法　11 ／ 3) 顕微鏡検査法（染色）　11
3. 口腔カンジダ症の分類 (臨床視診型) ………………………… 寺井陽彦　12
4. Q&A ………………………………………………………………… 上川善昭　14

3章 口腔カンジダ症の症状

1. 高齢者 ……………………………………………………………… 山崎　裕　15
   1) 偽膜性カンジダ症（白いカンジダ症）　15 ／ 2) 紅斑性（萎縮性）カンジダ症（赤いカンジダ症）　15 ／ 3) 口角炎　15 ／ 4) 義歯性口腔カンジダ症　16 ／ 5) 口唇炎　17 ／ 6) 肥厚性カンジダ症　17 ／ 7) 難治性潰瘍（カンジダ性潰瘍）　17 ／ 8) カンジダ性白板症　18
2. HIV 感染症 (AIDS) ……………………………………………… 上川善昭　20
   1) HIV 感染とカンジダ症の関連　20 ／ 2) HIV 感染症における口腔咽頭カンジダ症（OPC）の症状　21 ／ 3) HIV 感染症における口腔咽頭カンジダ症（OPC）の治療と予防　21
3. 周術期（がん・脳血管障害患者・緩和ケア）………………… 金川昭啓　22
   1) 外科手術の周術期　23 ／ 2) がん化学療法, 放射線療法の周術期　23 ／ 3) 脳血管障害患者・緩和ケア　25
4. 新生児・小児 ……………………………………………………… 岩渕博史　26
   1) 概要　26 ／ 2) 症状　26 ／ 3) 治療　26

5. 口腔乾燥症 ………………………………………………………………… 岩渕博史　28
      1）口腔乾燥症　28／2）口腔カンジダ症と口腔乾燥症の関係　28
   6. Q&A ……………………………………………………………………… 上川善昭　32

4章　口腔カンジダ属が関連する疾患

   1. 舌痛とカンジダ …………………………………………………………… 松野智宣　33
      1）舌痛の原因　33／2）カンジダ性舌炎による舌痛　33／3）舌痛と抗真菌薬　34
   コラム　バーニングマウスシンドローム（BMS：口腔灼熱症候群）とは …… 松野智宣　35
   2. 味覚とカンジダ …………………………………………………………… 山崎　裕　35
      1）味覚障害と口腔カンジダ症　35／2）味覚障害の機序　35／3）紅斑性（萎縮性）カンジダ症　36／4）カンジダ性味覚障害　36
   3. 口内炎とカンジダ …………………………………… 松野智宣，寺井陽彦，上川善昭　38
      1）正中菱形舌炎　38／2）口腔扁平苔鮮　39
   コラム　口蓋部（kissing lesion）の正中菱形舌炎とは ……………… 松野智宣　40
   4. Q&A ……………………………………………………………………… 上川善昭　42
   コラム　歯周病とカンジダ ………………………………………………… 上川善昭　43

5章　口腔カンジダ症の薬物療法

   1. 抗真菌薬の使用法 ………………………………… 中川洋一，金川昭啓，金子明寛　44
      1）アムホテリシンBシロップ（ポリエンマクロライド薬）　44／2）ミコナゾール・ゲル剤（アゾール系イミダゾール）　47／3）イトラコナゾール　49／4）イトラコナゾール内用液（イトリゾール内用液）　53
   2. 各種含嗽剤の抗真菌活性と使用法 ………………………… 神部芳則，村野　好　54
      1）7％ポビドンヨード希釈液（イソジンガーグル）　54／2）薬用リステリン　55／3）ネオステリングリーンうがい液0.2％　55／4）炭酸水素ナトリウム水溶液（重曹水）　55／5）ペプチサル　55／6）リフレケアH　56
   コラム　治療薬の選択 ……………………………………………………… 上川善昭　57

6章　口腔カンジダ症の予防

   1. 口腔カンジダ症の発生機序と予防 ……………………………………… 上川善昭　58
      1）カンジダを意識した口腔ケア　58
   コラム　新しい口腔カンジダ症の予防法 ………………………………… 上川善昭　62

索引 …………………………………………………………………………………………… 64

【編集】

一般社団法人 日本歯科薬物療法学会 口腔カンジダ症薬物療法ガイドライン制定委員会

【編集代表】

金子明寛　医療法人社団 松和会池上総合病院歯科口腔外科口腔感染センター長
上川善昭　鹿児島大学 教授

【編集・執筆】（執筆順）

前田伸子　鶴見大学 名誉教授
佐藤　勉　東海大学医学部基礎医学系生体構造機能学領域 教授
上川善昭　鹿児島大学 教授
寺井陽彦　大阪医科薬科大学 功労教授
山崎　裕　北海道大学 大学院歯学研究科口腔健康科学講座高齢者歯科学教室 教授
金川昭啓　山口県立総合医療センター 歯科口腔外科 部長
岩渕博史　国際医療福祉大学病院歯科口腔外科 教授
松野智宣　日本歯科大学附属病院第一副院長 口腔外科教授
　　　　　日本歯科大学 生命歯学部口腔外科学講座 併任教授
中川洋一　鶴見大学歯学部附属病院 口腔機能診療科 学内教授
金子明寛　医療法人社団 松和会池上総合病院歯科口腔外科口腔感染センター長
神部芳則　神奈川歯科大学歯学部口腔外科学客員教授
　　　　　元自治医科大学 歯科口腔外科学講座 教授
村野　好　自治医科大学附属さいたま医療センター 歯科口腔外科 歯科衛生士
小林寅喆　東邦大学看護学部感染制御学研究室 教授

1章 口腔カンジダの基礎

1. カンジダとは

1）真菌とヒトとのかかわり

　カンジダは真菌に属する微生物である．真菌は現在，特定されているものだけでも約7万種以上あり，未知のものを含めると，150万種以上にも及ぶと推定される非常に大きな微生物群である[1]．真菌の大部分は自然環境に広く分布し，自然界における有機物分解生物として，生態系を正常に保つ微生物としてなくてはならない．また，ヒトにかかわる真菌はごく限られた種類であるが，古くからヒトは真菌の持つ発酵力を利用して，さまざまな飲食物を作ってきた．現在では真菌の遺伝子組換え体を使用し，多くの医薬品が製造されている．このようにヒトに有益な存在である一方，病原性を持ち，動植物に感染症を起こすものも少なからず存在する．カンジダはヒトに常在し，かつ日和見感染症の原因となることが知られ，古くはヒポクラテスの時代から，口腔カンジダ感染症は**鵞口瘡**（**Thrush**）として認識されていた．

2）カンジダの発育形態

　真菌はその栄養型（栄養を摂取し発育中の状態）から，**菌糸形**と**酵母形**の2つに大別されるが，生息環境の状態により，菌糸形・酵母形のどちらか，あるいは両者が混在した状態で発育する〔*Candida glabrate*（*C. glabrata*）だけが例外で，どのような条件でも菌糸形にはならない〕．2つの発育形態をとるものを二形性真菌とよび，真菌全体ではきわめて少数であるが，病原性のある真菌はしばしば二形性発育を示す．カンジダのなかでは *Candida albicans*（*C. albicans*）が二形性発育をすることが良く知られており，状況により発育形式を変換する性質が重要な病原因子でもある[2]（**図 1-1，表 1-1**）．

3）細胞壁の構造

　真菌は細菌と同様に細胞壁を持つが，細菌の細胞壁とは異なり，キチンとグルカンが細胞壁の骨格となる．さらに *C. albicans* の細胞壁表層の糖タンパク質は，生体の成分に強力に接着する接着因子（**表 1-1**：*C. albicans* の病原因子①）としての機能があり，これも本真菌の病原因子として重要な役割を果している．

　近年，カンジダのマンナンタンパクがバイオフィルム形成と関連することが明らかに

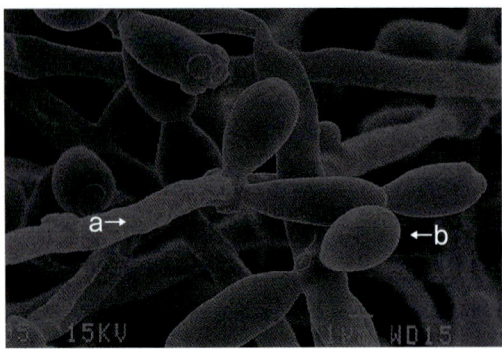

図 1-1　C. albicans の二形性発育
a：菌糸形　b：酵母形

表 1-1　C. albicans の病原因子

① 細胞表層の糖タンパク（接着因子）
　・マンナンタンパク接着因子
　・フィブリノーゲン結合タンパク
　・補体結合タンパク
　・フィブロネクチン・ラミニンレセプター
② 二形性；状況により菌糸形・酵母形にスイッチする
③ 分泌型プロテアーゼ
　・分泌型アスパラギン酸プロテアーゼ
④ ホスホリパーゼ
　・ホスホリパーゼ A, B

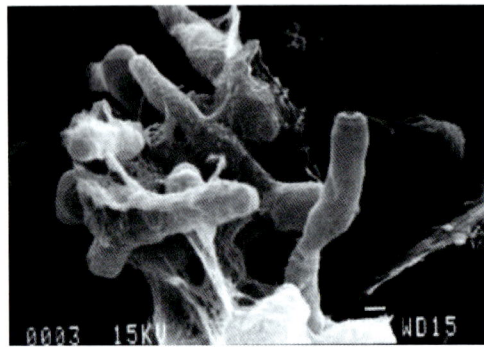

図 1-2　C. albicans によるバイオフィルム形成
菌体（菌糸，酵母）の間に観察される無構造の物質が C. albicans が産生した菌体外マトリックス

され，バイオフィルム（デンタルプラーク）の成熟過程ではカンジダの役割が重要であるとの報告もある[3]．図 1-2 は C. albicans の in Vitro でのバイオフィルム形成能を確認した電子顕微鏡写真である．

4）カンジダの病原因子と常在性

（1）カンジダの病原因子

　一般的に微生物の病原因子として，ヒト（宿主）への付着・侵入に関係する因子，酵素や毒素による傷害因子，宿主の防御反応からの回避に関係する因子などがあげられる．**後天性免疫不全症候群（AIDS）**患者でカンジダ症が多発することから，日和見感染病原体として注目を集めるようになった C. albicans でも同様に，宿主への付着因子，傷害作用をもつ複数の酵素などが重要な病原因子である（**表 1-1**：C. albicans の病原因子 ③，④）．また，前述した C. albicans のバイオフィルム形成能を病原因子として最重要なものとする報告もある[4]．バイオフィルム状態になった微生物は抗菌薬や宿主の防御機構から逃れ，治療に強い抵抗性を示す．真菌のバイオフィルムも抗真菌薬に抵抗する性質があることが示されている[5]．

（2）カンジダの常在性

　カンジダは常在性真菌の代表として，正常なヒトの皮膚，口腔，消化器，膣などから分離される[6]．年齢が上昇するにつれカンジダ保有率が上昇すること，また，易感染宿

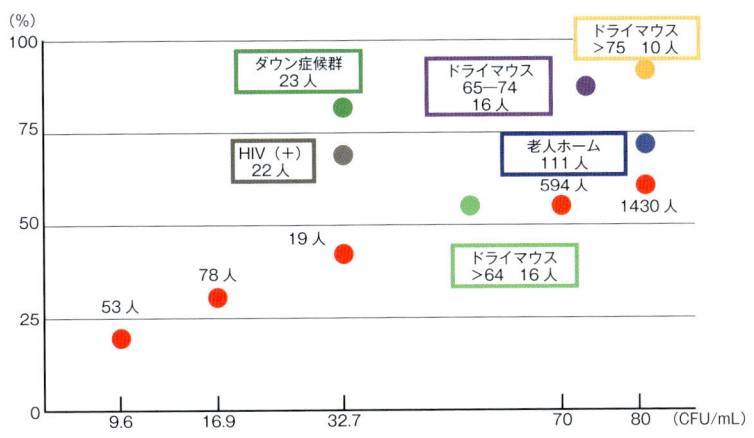

図1-3 口腔カンジダ保菌率の疫学調査[7]
（平成10年6月～平成15年5月）

主で保有率が上昇すること[7]（**図1-3**）から，日和見感染病原体としての重要性が高まってきている．また，**図1-3**から明らかなように，カンジダを増加させる因子として唾液の分泌量の減少があり[8,9]，全身的に健康な宿主でも唾液の分泌量が減少すると保有率は著しく上昇する[6]．

また，近年，易感染宿主のカテーテルなどの医療器具を挿入する機会が増加するとともに，広域抗菌薬の使用も増加しているため，カンジダ症の増加に拍車がかかり，大きな問題となっている[10]．

2．口腔カンジダ症とは

1）口腔カンジダ症の歴史

C. albicans に代表される病原性のカンジダ属は，しばしば口腔咽頭粘膜に表在性のカンジダ症を引き起こす．鵞口瘡として初めて認識された口腔カンジダ症は古くヒポクラテスの時代に遡るが，カンジダ症が注目され始めたのは1940年代以降で，この時期は抗菌薬が積極的に感染症治療に使用され始めた年代と一致している．これは，カンジダ症は宿主と常在微生物叢の均衡関係が崩れたときに発症する代表的な日和見感染症であることを示している．この宿主と常在微生物叢の均衡関係の崩壊は，抗菌薬の使用が正常な常在微生物叢を攪乱する菌交代現象や，さまざまな状況で宿主が易感染状態に陥ったときに起こる（**表1-2**）．1990年代に入ってからは，典型的な易感染宿主であるAIDS患者にカンジダ症が高頻度にみられることから，再度注目を集めた．AIDS患者では口腔だけではなく，咽頭粘膜や食道粘膜まで及び，広範囲に発赤，腫脹，びらん，潰瘍を認め，著しい疼痛を伴う．

表 1-2　易感染宿主の背景因子

血液疾患	白血病，Hodgkin（ホジキン）病
先天性免疫不全	無γグロブリン血症，重症免疫不全，好中球減少症，補体成分欠損症
後天性免疫不全	HIV 感染症／AIDS
代謝異常	糖尿病，透析
医療器具の使用	血管／尿道カテーテル，気管チューブ
局所の傷害	重度の熱傷／外傷，広範囲の外科手術
その他	高齢者／新生児

表 1-3　口腔から分離され口腔カンジダ症の原因になる Candida 菌種

C. albicans
C. glabrata
C. parapsilosis
C. guilliermondii
C. tropicalis
C. krusei
C. kyfyr

表 1-4　内因感染症の特徴

潜伏期が明確ではない．
免疫による治癒がみられない．
宿主の抵抗力の減弱が引き金となる．
感染症の原因となる微生物の特定が困難である．
場合によっては原因微生物の置き換わりが起こる．

2）口腔カンジダ症の病態

　一般的に健常者に発症する口腔カンジダ症は病態が軽いが，易感染宿主，特に AIDS 患者では重症化し，再発性・難治性になりやすく，白苔を主体とし，きわめて急性の広範囲な偽膜性カンジダ症となることが多い．このような病態は AIDS 患者のほかに，がん患者，副腎皮質ホルモン内服患者，高齢者，新生児にも起こりやすい[11]．一方，白苔形成がなく，舌に有痛性の発赤として発症し，舌乳頭の萎縮，摂食困難を特徴とする病態が認められることがあり，**紅斑性（萎縮性）カンジダ症**とよばれる[6]．すでに 1997 年ごろから，偽膜性のタイプより紅斑性（萎縮性）のタイプが増加傾向にあることが報告されている．また，義歯性口内炎とよばれ，義歯床に接した粘膜の発赤や浮腫を特徴とする慢性の口腔カンジダ症は高齢者に好発するが，急性タイプとは異なり，強い疼痛を訴えることは少なく，義歯装着者自身が不都合を訴えない場合も多い[12]．以上の急性・慢性の口腔カンジダ症の原因と菌種は *C. albicans* が多く，他には**表 1-3** に示すような菌種が口腔カンジダ症の原因になることがある．これらのなかで，*C. albicans* に次いで *C. tropicalis* と *C. glabrata* の 2 菌種が多く分離され，これら 3 菌種の分離頻度はカンジダ属全体の 80％以上を占める．

3）口腔カンジダ症の病因

　口腔カンジダ症の原因となる *C. albicans* を中心としたカンジダ属はきわめてヒトに親和性が高く，口腔を入り口とする消化管全体だけではなく，上気道，腟などの粘膜にも常在する[2]．したがって，本感染症は日和見感染症であると同時に，常在微生物が原因の内因感染症としての特徴（**表 1-4**）も持つ．消化管に常在するカンジダ属は外科的な手術や抗がん剤治療後に消化管から血流に侵入し，そのほかの臓器に感染巣（深在性

カンジダ症）を形成することがある．

　表在性，深在性を問わず，カンジダ属の感染に対する生体の防御機構の主体は健康な皮膚や粘膜であり，自然免疫の液性因子であるラクトフェリン，トランスフェリン，ディフェンシン，ヒスタチンなども防御的に働く[6]．また，皮膚・粘膜のバリアを突破し，体内に侵入してきたカンジダ属に対しては食細胞（マクロファージと好中球）が防御機構の主体であるが，特に好中球の役割は大きく，好中球減少症は深在性カンジダ症の最大の危険因子となる．また，口腔，咽頭，食道の粘膜に発症する表在性カンジダ症では細胞性免疫不全が発症の危険因子となる[13]．

4）カンジダ症の動向

　近年のカンジダ症を取り巻く状況で注目すべきことが2つある．第1は，医療技術の進歩に伴い先進的な医療が応用され，カンジダ症がますます増加していることである．これは先進国で著しく，最先端の医療が易感染宿主の数を増加させていると考えられている．第2は，現在でもカンジダ症の原因菌種が *C. albicans* であることには変わりはないものの，次第に **non-*albicans* spesies** とよばれる *C. albicans* 以外の菌種が原因となるカンジダ症が増加していることである[14]．また，non-*albicans* spesies として注目される *C. glabrata* が，重症のカンジダ症患者からしばしば *C. albicans* とともに分離されることである[1]．*C. glabrata* と *C. albicans* には密接な相互関係があり，菌糸を形成しない *C. glabrata* がバイオフィルム内に定着しているのを *C. albicans* が助け，互いに病原性を高めている可能性が指摘されている．

　C. glabrata が抗真菌薬に耐性を示す株が多いことが広く知られているので，今後，新しい抗真菌薬の開発が期待される．

参考文献

1) 山口英世：病原真菌と真菌症　第2版．南江堂，東京，2003, 2-4, 7-8.
2) Sardi CO et al. : *Candida speices*; current epidemiology, pathogenicity, biofilm formation, natural antifungal products and new therapeutic options. *J Medical Microbiology*, 62 (Pt 1) : 10-24, 2013.
3) O'Donnell LE et al. : Polymicrobial Candida biofilms: friends and foe in the oral cavity: *FEMS Yeast Research*, 15: 2015.
4) Martinez LR et al. : Fungal biofilms: relevance in the setting of human disease. *Curr. Fungal Infect. Rep*., 4 (4) : 266-275, 2010.
5) Ozkan S et al. : Slime production and proteinase activity of *Candida* species isolated from blood samples and the comparison of these activities with minimum inhibitory concentration values of antifungal agents. *Mem. Inst. Oswaldo Cruz*., 100 (3) : 319-323, 2005.
6) Odds FC : *Candida* and Candidosis: A Review and Bibliography, 2nd ed. Balliere Tindall, London, 1988.
7) 前田伸子：口腔内常在微生物叢の最新知見　カンジダを中心に．デンタルダイヤモンド，4 : 38-44, 2003 .
8) Scully C, El-Kabir M, Samaranayake L P: Candida and Oral Candidosis: A Review, *Critical Reviews in Oral Biology and Medicine*, 5: 125-157, 1994.
9) Samaranayake LP and MacFarlane T W : Oral Candidosis. Butterworth, London, 1990.
10) Oretega S et al. : *Candida* species bloodstream infection: epidemiology and outcome in a single institution from 1991 to 2008. *J Hosp Infest*, 100 (2) : 157-161, 2011.
11) Coleman DC et al.: Candidiasis: the emergence of a novel species, *Candida dubliniensis*, AIDS, 11 (5) : 557-567, 1997.
12) Wilson J: The etiology, diagnosis and management of denture stomatitis. *Br Dent J*, 185 (8) :

380-384, 1998.
13) Valder JC et al.: Characteristics of DTH Suppresser Cells in Mice Infected with *Candida albicans. Mycopathologia*, 98（2）: 121-126, 1987.
14) Cocco BJ et al.: Mixed *Candida albicans* and *Candida glabrata* populations associated with the pathogenesis of denture stomatitis. *Oral Micro Immunol*, 23（5）: 377-383, 2008.

3．Q & A

 口腔カンジダ症の原因はなんですか．

 口腔カンジダ症は口腔カンジダの増殖により生じます．日和見感染，菌交代現象により口腔常在微生物であるカンジダが増殖して生じます．

 日和見感染とはなんですか．

 日和見感染は免疫能の低下した患者，副腎皮質ホルモンや免疫抑制薬を長期服用した患者に発症します．正常な免疫状態であれば発症しない弱毒菌の感染によるものです．

 菌交代現象とはなんですか．

 抗菌薬や消毒薬の長期使用により口腔常在微生物叢が変化し，本来は弱毒であるそれらの薬剤に耐性の菌が増殖して悪さをすることです．抗菌薬はカンジダには無効なので，抗菌薬の長期服用により口腔常在微生物が減少し，本来は弱毒のカンジダが増殖して悪さをします．

Column

口腔カンジダ症の臨床統計

「平成23年患者調査（厚生労働省）」によると，カンジダ症の推計患者数は約94,000人となっていますが，口腔カンジダ症の患者数については示されていません．国内外のさまざまな疾病統計（公的）においても，口腔カンジダ症としてとらえた数値はみられません．すなわち，カンジダは口腔に常在する真菌であり，宿主の抵抗力・免疫力が低下した際に，日和見感染として病原性を発揮することから，HIV感染者や抗がん剤投与患者に発症した口腔カンジダ症に関する報告がほとんどです．たとえば，日本を含むアジア諸国におけるHIV感染者の口腔症状に焦点を当てたレビュー（1995～2014年に発表された論文について）があります．それによると，HIV感染者に最も多くみられる口腔症状はカンジダ症で，その割合は37.7％でした．徳島大学では，歯科臨床で遭遇する舌痛などの舌症状に関する臨床統計学的検討を行っています（2012年）．同研究によると，舌症状を訴えた104名のうち，口腔カンジダ症が原因とされた患者は59名（56.7％）でした．一方，真菌症に関する比較的大規模な調査報告としては，日本医真菌学会による「2006年次皮膚真菌症疫学調査報告」があります．同報告によると，皮膚カンジダ症の総症例数は842例で，このうち口腔カンジダ症は3番目に多く，135例（16.0％）でした．今日，口腔カンジダ症については，HIV感染や悪性腫瘍だけではなく，各種薬剤の服用，超高齢社会（加齢による抵抗力の低下）など，多種多様のハイリスク要因が出現しています．こうしたことから，わが国における口腔カンジダ症の患者数は，明らかに増加していることが推測されます．また，公式データは示されていませんが，口腔カンジダ症に対する治療薬の年間出荷数は，数万患者分ともいわれており，相当数の患者が存在するものと思われます．今後，できるだけ早期に国レベルでの調査の実施が望まれます．

　筆者らは，自立高齢者（平均年齢74歳，105名）と要介護高齢者（同77歳，20名）を対象に，口腔日和見菌の調査を行いました．その結果，前者では約45％の被験者から平均3.0菌種（総種類18菌種）の日和見菌が検出され，カンジダについては約27％の検出率でした．後者では約90％の被験者から平均3.3菌種（総種類20菌種）の日和見菌が検出され，カンジダについては80％と高い検出率が示されました．この結果は，自立あるいは要介護といった身体状況にかかわらず，高齢者は口腔カンジダ症のハイリスク者であることを示唆しています．言うまでもなく，カンジダは口腔局所のみならず，誤嚥性肺炎や全身性疾患をも引き起こします．高齢者人口の増加や高度医療の進歩に伴い，カンジダ症予防はますます重要となってくることは明らかです．国レベルでの口腔カンジダ症対策は喫緊の課題といえます．

2章 口腔カンジダ症の診断

1．検査法

　検査では検体の採取が肝要であり，確実に検体を採取する必要がある．検出率を上げるポイントは患部を強く拭うことに加えて，口をすすいで湿潤させた舌背を拭うことである（図2-1，2）．口腔は一臓器であるので患部局所のカンジダのみが影響するわけではない．

　カンジダ検査には**顕微鏡検査法**（Gram染色，PAS染色など），**培養検査法**，**血清学的検査法**，**遺伝子学的検査法**などがある[1]．ここでは日常臨床に使用されている標準的な方法について解説する．顕微鏡検査（Gram染色，PAS染色）は迅速で有用な確定診断法である．口腔患部のぬぐい液（舌苔を含む）をスライドガラス上に塗抹，染色して顕微鏡検査をする方法で，迅速かつ確実な検査法である[1,2]．染色法には標準的なPAS染色，Gram染色とその他の染色がある．その他の染色法としては，グロコット染色，ギムザ染色あるいは蛍光色素染色などがある[1-4]．

　抗真菌薬感受性検査はカンジダ血症などの深在性真菌症で行われているが，口腔カンジダ症でも抗真菌薬が奏効しない症例，再燃症例，抗真菌薬長期使用例では必要である．肥厚性口腔カンジダ症では原因菌の抗真菌薬感受性検査が推奨される．近年，アゾール低感受性の*C. albicans*の増加が指摘されているので注意が必要である[4]．

1）Gram染色

　デンマークの学者ハンス・グラム（Hans Gram）によって1884年に考案された，細菌を色素によって染め分ける細菌分類学の基礎になる重要で簡便な染色法である（図2-3）．細菌はGram染色によって2種類（Gram陽性と陰性）に大別できる．

　①**Gram陽性**：ゲンチアナ紫，クリスタル紫で染色され，媒染剤（ルゴールなど）によりレーキ形成し，アルコールなどの脱色液でも脱色されないので青，紫に染まる．

　②**Gram陰性**：Gram陽性物質がなくアルコールなどで脱色されて，サフラニンやフクシンなどにより赤く染められる．

　この染色性の違いは細胞壁の構造の違いによるものでGram陽性菌と陰性菌では細胞壁の構造が異なることを示している．カンジダ（真菌）はGram陽性で青，紫に染まり容易に鑑別できる（表2-1，図2-4）[1, 2, 4]．

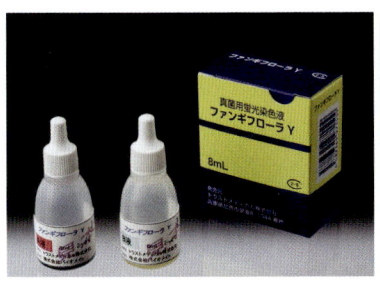
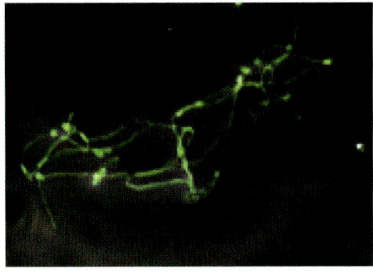

図 2-1 蛍光染色法
蛍光染料は，真菌の細胞壁に存在する多糖類（セルロース，キチンなど）などのβ構造を持つ多糖類を染色し判別が容易である．しかし，植物繊維（ガーゼや綿棒）も染まるので要注意である．試薬で診断用薬ではない．

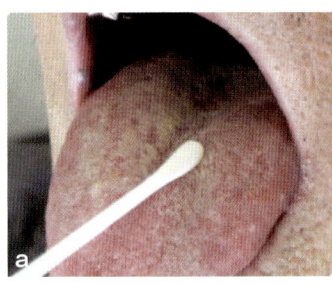
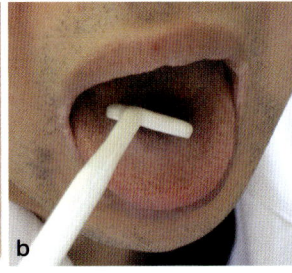

図 2-2 カンジダの検体採取法
a：カンジダの検体は滅菌綿棒で患部をこすって採取する．
b：含嗽後にデンタルミラーでこすって検体採取すると効果的に検出できる．

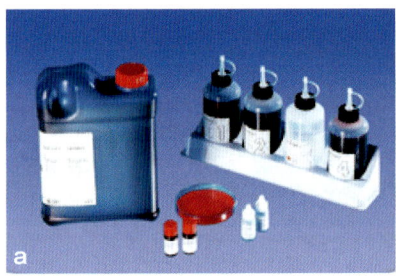
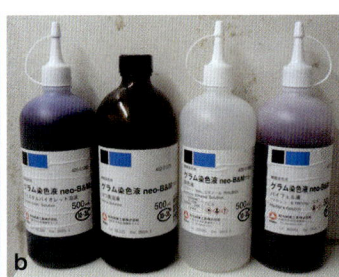
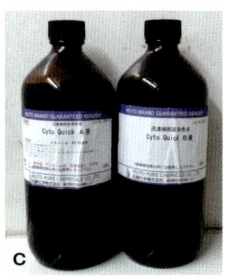

図 2-3 Gram 染色法，ギムザ染色法
a：カラー Gram 2 キット（COLOR GRAM 2-F：シスメックス・ビオメリュー）．b：Gram 染色（neo-B＆M：和光純薬）．c：ギムザ染色（Cyto Quick：武藤化学）

表 2-1 微生物の形態と染色性

形態	Gram 陽性菌	Gram 陰性菌
球菌	大多数の球菌 ブドウ球菌，レンサ球菌，肺炎球菌，腸球菌	*Neisseria* 属 淋菌，髄膜炎菌など
桿菌	無芽胞菌 ジフテリア菌，結核菌，リステリア菌，放線菌，ノカルジアなど 有芽胞菌 破傷風菌，ガス壊疽菌，ウェルシュ菌などの *Clostridium* 属 枯草菌，炭疽菌などの *Bacillus* 属	大多数の桿菌 腸内細菌科，*Vibrio* 属， ブドウ糖非発酵 Gram 陰性桿菌 *Haemophilus* 属，百日咳菌 *Bacteroides* 属など
その他	真菌	マイコプラズマ，原虫，スピロヘータ （組織，白血球も陰性に染まる）

2）PAS 染色（過ヨウ素酸・シッフ反応）

Periodicacid-Schiff（PAS）染色は，真菌内の多糖類を過ヨウ素酸で酸化させて生じたアルデヒド基にシッフ（Schiff）試薬を反応させて赤紫色に呈色する方法であり，簡便である（図 2-5）．PAS 染色は，死菌や放線菌，ノカルジアなどは染色困難で，菌体以外の糖原，多糖類も染色するので，鑑別困難なことがある．カンジダ成分は赤く染まり，ほかの微生物との鑑別が容易である[1, 2, 4]．

2章 口腔カンジダ症の診断　9

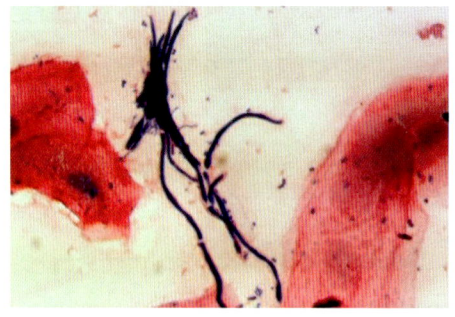

図 2-4 カンジダの Gram 染色
舌背ぬぐい液を Gram 染色し鏡検した（×400）．扁平上皮細胞に付着したカンジダの仮性菌糸が Gram 陽性に染色されている．

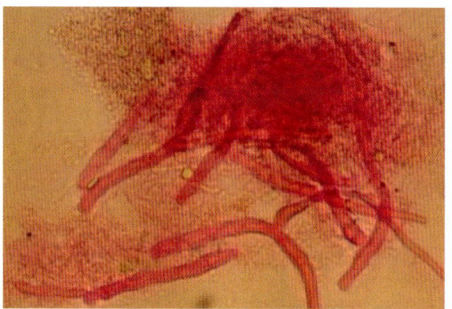

図 2-5 カンジダの PAS 染色
舌背ぬぐい液を PAS 染色し鏡検した（×400）．扁平上皮細胞に付着したカンジダの仮性菌糸が赤く染色されている．

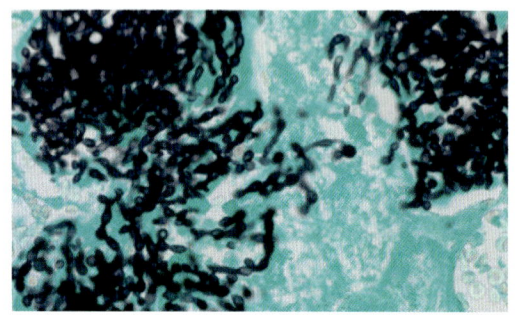

図 2-6 カンジダのグロコット染色
喀痰のグロコット染色（×400）．カンジダの仮性菌糸が黒く染色されている．

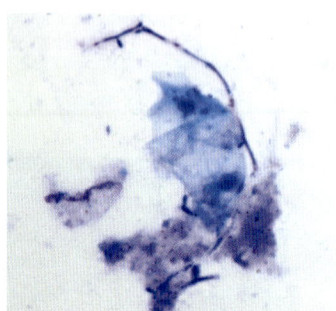

図 2-7 カンジダのギムザ染色
舌背ぬぐい液を Cyto Quick（武藤化学）にて染色し鏡検した（×400）．扁平上皮細胞に付着したカンジダの仮性菌糸が青く染色されている．

3）その他の染色法

　グロコット染色は，真菌の多糖類にクロム酸を作用させて生じたアルデヒド基にメセナミン銀錯塩を結合させる．すべての真菌が褐色，黒色に染色され背景の非特異的染色が少なく，また死菌も染色される（図 2-6）．放線菌，ノカルジアも同様に染色されるが，PAS 染色や Gram 染色と比較して約 2 倍の時間を要する[1,4]．

　ギムザ染色（Giemsa stain）は，血液標本染色法の 1 つでマラリア研究の先駆である医学者，グスタフ・フォン・ギムザ（Gustav von Giemsa）の名に由来する[1]．細胞診や血液染色に多用され多くのキットがある．カンジダは青く染色され，簡便で短時間で染色できるので迅速診断が可能で有効な方法である[5,6]（図 2-7）．

4）抗真菌薬感受性検査

　わが国で使用可能な抗真菌薬感受性キットには CLSI/M27-A3 に準拠した酵母様真菌，酵母様真菌 DP '栄研' と CLSI 法に準拠し M27-A との相関が高い酵母真菌薬剤感受性キット ASTY と酵母様真菌薬剤感受性試験用 Etest の 3 種類がある[4]．

参考文献
1) 吉田眞一，柳 雄介，吉開泰信 編：戸田 新細菌学 第 34 版，南山堂，東京，2013．
2) Scully C, et al：Candida and Candidosis：A Review. Crit. Rev. in Oral Biol. and Med.：5（2）：125-157, 1994.
3) 日本臨床分子形態学会編，上川善昭，永山知宏，坂元亮一，川崎清嗣，新田哲也，杉原一正：病気の分子形態学．口腔カンジダ症，学際企画，2011，280-283．

4) 山口英世：病原真菌と真菌症 改訂4版．南山堂，東京，2007.
5) 寺井陽彦，島原政司：古くて新しい真菌症―続・赤いカンジダ症―．日本歯科評論，67：137-145，2007.
6) 上川善昭 編著：チェアーサイドの口腔カンジダ症ガイドブック―口腔環境改善アプローチ"カンジダかも？"の攻略法．デンタルダイヤモンド，東京，2013.

2．診断法

口腔カンジダの診断法には視診，培養検査法，顕微鏡検査法（染色），血清学的検査法，蛍光染色法などがある．ここでは口腔カンジダの標準的な検査法について概説する．

1) 視診

白苔形式を特徴とする偽膜性口腔カンジダ症では視診が容易である．しかし，紅斑性（萎縮性）カンジダ症（図2-6）では周囲粘膜との色調の変化に注意し，十分な観察をする必要がある．紅斑性（萎縮性）カンジダ症を確実に診断するためには，苦みや灼熱感を訴えることが多いので症状の聴取や，抗菌薬や副腎皮質ホルモン剤の長期服用についての病歴聴取が重要である[1-7]．

2) 培養検査法

患部のぬぐい液や落屑を選択培地（CHROMager Candida：日本B＆D）上に接種培養して集落の形成と色調で菌種を同定する（図2-7）．培養には24時間以上を要するので即時診断はできないが属種の同定が可能である．また，カンジダは口腔常在真菌とされているので検出されたからといって病変と関連する根拠にはならない[8,9]．確定診断には病変部からカンジダの仮性菌糸を検出する必要がある[8-10]．しかし，一般的には，症状が存在し病変部からの検出菌数が多ければ起因菌として差し支えないとされている[2-10]．1つの集落の形成には1,000個以上の菌数が必要とされているので，集落形成が認められたときは患部には相当数のカンジダが存在することになる[2-8]．

3) 顕微鏡検査法（染色）

迅速に確定診断するためには病変のぬぐい液や落屑を，Gram染色，PAS染色，グロコッ

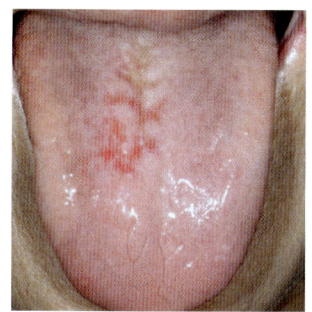

図2-6　紅斑性（萎縮性）カンジダ症
72歳女性．口腔の灼熱感を主訴に来院した．舌背は平滑で中央やや右に紅斑が認められた．C. albicans が検出された．

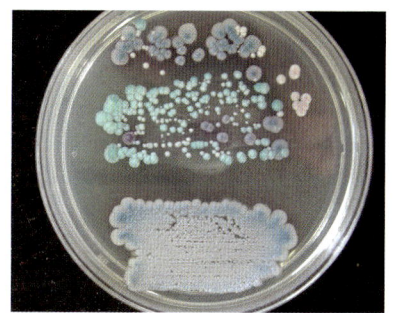

図2-7　患部ぬぐい液のCHROMager Candida 培地上での培養結果
緑色：C. albicans，ピンク色：C. glabrata，青色：C. tropicalis のコロニーを形成している．

ト染色あるいはギムザ染色（Cyto Quick：武藤化学）する．菌糸あるいは仮性菌糸が認められれば口腔カンジダ症と診断できる[1-10]．

参考文献
1) 寺井陽彦，島原政司：古くて新しい真菌症―続・赤いカンジダ症―．日本歯科評論，67：137-145, 2007.
2) 上川善昭 編著：チェアーサイドの口腔カンジダ症ガイドブック―口腔環境改善アプローチ"カンジダかも？"の攻略法．デンタルダイヤモンド，東京，2013.
3) 上川善昭：口腔カンジダ症．歯科衛生士，37（4）66-75, 2013.
4) 上川善昭：口腔カンジダ症アトラス．Therapeutic reserch, 28（8）161-76, 2007.
5) 中川洋一，上川善昭，岩渕博史：臨床・介護ですぐ対応 知っておきたい！口腔カンジダ症．永末書店，京都，2013.
6) 上川善昭：口腔カンジダ症の基礎と臨床．難病と在宅ケア，15（9）62-6, 2009.
7) 上川善昭：口腔ケアに必要な口腔カンジダ症の基礎知識―診断・治療と口腔ケアによる口腔カンジダ症の予防―．口腔ケア学会誌，4（1）17-23, 2010.
8) 吉田眞一，柳 雄介，吉開泰信 編：戸田新細菌学 第34版．南山堂，東京，2013.
9) Scully C, et al：Candida and Candidosis：A Review. Crit. Rev. in Oral Biol. and Med.：5（2）125-157, 1994.
10) 山口英世：病原真菌と真菌症 改訂4版．南山堂，東京，2007.

3．口腔カンジダ症の分類（臨床視診型）

　口腔カンジダ症の分類に関してはさまざまな議論があるが，わが国の成書においては一般的に
　① **急性偽膜性カンジダ症（鵞口瘡）【白いカンジダ症】**
　② **急性萎縮性カンジダ症（萎縮性舌炎）【赤いカンジダ症】**
　③ **慢性萎縮性カンジダ症（義歯性カンジダ症）【赤いカンジダ症】**
　④ **慢性肥厚性カンジダ症（カンジダ性白板症）【白いカンジダ症】**
に分類されている．さらに欧米の成書ではこの4型にカンジダ関連疾患として口角炎と正中菱形舌炎が追加されている．急性萎縮性カンジダ症は抗菌薬連用による萎縮性舌炎が典型とされているが，急性ではない萎縮性舌炎も多くみられる．一方Samaranayakeらは口腔カンジダ症を一次性と二次性に分け，一次性の中に偽膜性，紅斑性（萎縮性），肥厚性とカンジダ関連疾患として義歯性カンジダ症，口角炎，正中菱形舌炎と線状歯肉紅斑を，二次性として慢性粘膜皮膚カンジダ症候群をあげている[1]．

　いずれにせよ，口腔カンジダ症の臨床視診型は多彩であることを理解しなければならない．しかし，従来から急性偽膜性カンジダ症が典型とされ，口腔カンジダ症は白色病変の1つとされてきた．確かにその対象を全身状態の悪化した入院患者や抗がん剤治療中の患者，あるいはエイズを発症している患者などに限れば偽膜性カンジダ症は多くみられる．ただし，それと混在して紅斑性や萎縮性の変化，口角炎なども併発しているのが一般的であり，通常遭遇するのは萎縮性舌炎や口角炎，義歯性カンジダ症などの赤い口腔カンジダ症が圧倒的に多い[2,3]．筆者らは偽膜性カンジダ症を**白いカンジダ症**，紅斑性（萎縮性）カンジダ症を**赤いカンジダ症**としている．

　赤いカンジダ症のなかでは紅斑性（萎縮性）舌炎がもっとも多く，糖尿病や副腎皮質ホルモン療法などの比較的健康な場合や，疲労やストレスで発症する症例も多い．この

型に関しては近年報告例が多くなり，広く認知されるようになってきた．ただし，軽度の萎縮舌炎では舌痛症との鑑別が重要となる（図2-8）．また，萎縮性舌炎が舌背に部分的に生じた場合には地図状舌との鑑別が必要となる[4]．鑑別点として，地図状舌は自覚症状がなく舌背の萎縮様態が日によって変化するなどの特徴を有し，部分萎縮性舌炎では食事の際に刺激物や熱いものに疼痛を自覚する（図2-9）．また，従来あまり着目されなかった型として，カンジダ関連潰瘍があげられる[5]．口腔粘膜に発症する潰瘍性疾患の原因としては，悪性腫瘍や自己免疫疾患，特異性炎，再発性アフタや機械的刺激などさまざまであるが，それらの1つにカンジダ症があげられる．この疾患の病因は不明な点も多く，再発性アフタや機械的刺激によって生じた口腔潰瘍にカンジダが二次感染したものと想像されるが，詳細は不明である．ただし，非進行性・非進展性で副腎皮質ホルモン無反応の硬結を伴わない口腔潰瘍は，この型の可能性を十分に念頭に置く必要がある（図2-10）．

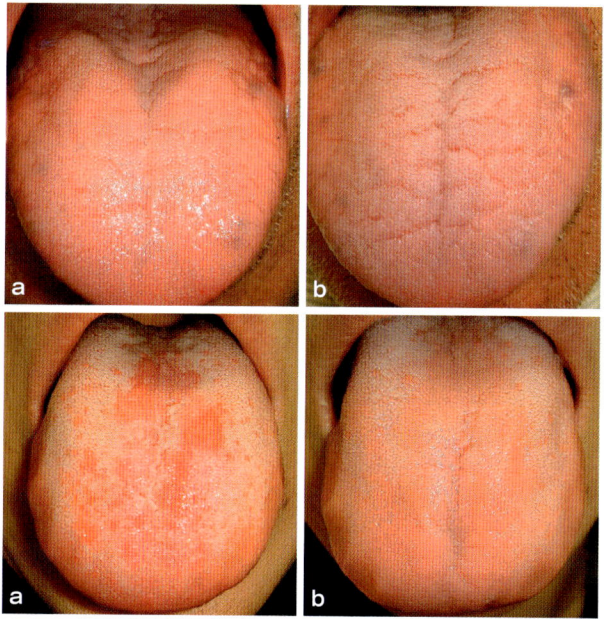

図2-8　軽度萎縮性舌炎
a：一見正常に見えるが食事中の舌痛を訴えた．
b：抗真菌薬（ミコナゾール・ゲル剤）投与2週後．糸状乳頭の再生と症状の改善がみられ，この時点で治療前と比較すると軽度萎縮状態であったことがわかる．

図2-9　部分萎縮性舌炎
a：食事の際に刺激物がしみる．
b：抗真菌薬（ミコナゾール・ゲル剤）投与2週後．糸状乳頭の再生と自覚症状の改善を認めた．

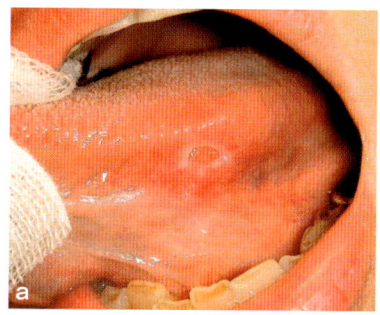 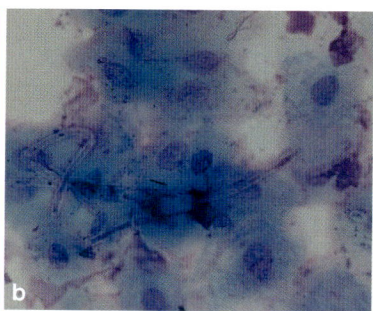 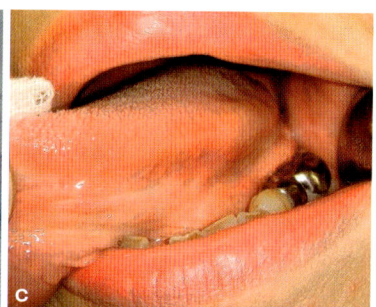

図2-10　カンジダ関連潰瘍
a：2カ月持続する副腎皮質ホルモン軟膏無効の硬結を伴わない潰瘍．
b：細胞診（Cyto Quick）にて少数の仮性菌糸を認めた．
c：抗真菌薬（ミコナゾール・ゲル剤）投与2週後，潰瘍は消失した．

2章　口腔カンジダ症の診断

参考文献

1) Samaranayake LP, Cheung LK, Samaranayake YH.: Candidiasis and other fungal diseases of the mouth. *Dermatol Ther* 15（3）: 251-269, 2002.
2) 寺井陽彦，島原政司：古くて新しい真菌症―赤いカンジダ症―．日本歯科評論 66（8）145-152, 2006.
3) 寺井陽彦，島原政司：古くて新しい真菌症―続・赤いカンジダ症―．日本歯科評論 67（5）137-145, 2007.
4) Terai H, Shimahara M : Partial atrophic tongue other than median rhomboid glossitis. *Clin Exp Dermatol* 32（4）: 381-384, 2007.
5) Terai H, Shimahara M : Chronic oral ulcer associated with *Candida. Mycoses* 53（2）: 168-172, 2010.

4．Q＆A

 カンジダ検査は必要ですか．

 視診で口腔カンジダ症が明らかな症例，偽膜性口腔カンジダ症（白いカンジダ症）では早急に治療を開始します．明らかではない症例ではカンジダ検査の結果を待つ必要がありますが，深在性真菌症ではエンピリック（経験による判断）治療をすることもあります．

 カンジダ検査にはどのようなものがありますか．

 顕微鏡検査法，培養検査法，血清学的検査法，遺伝子学的検査法などがあります．

 口腔カンジダ症の診断はどうすればよいのですか．

 一般的には患部のぬぐい液を採取して培養し，カンジダの集落が形成されれば陽性とします．しかし，口腔カンジダ症の確定診断法は顕微鏡検査法です．病変部ぬぐい液（舌苔を含む）をスライドガラスに塗抹し PAS 染色あるいは Gram 染色し，顕微鏡検査する方法が迅速確実な検査法，診断で，仮性菌糸が存在すると確定診断です．

3章 口腔カンジダ症の症状

1．高齢者

1）偽膜性カンジダ症（白いカンジダ症）

①拭いとれる白苔

口腔粘膜に付着した，拭って除去できる白苔を有する病変である．白苔の周囲の粘膜が発赤している場合は疼痛を認めるが，発赤がない場合は疼痛の訴えに乏しい．従来，白苔は口腔カンジダ症の代表であったが，現在は主に全身疾患による免疫力の低下や，特定の薬剤による影響で発症するため，外来患者での頻度は低下している．

②悪性腫瘍，HIV感染症，糖尿病などの疾患，抗がん薬，抗菌薬，副腎皮質ホルモンなどの長期投与が問題になる．

③喘息患者の副腎皮質ホルモン吸入によるカンジダ症は，軟口蓋を中心とした咽頭に限局した白苔が特徴的である．吸入後，含嗽に加えてスポンジブラシによる同部の粘膜ケアが重要である（図3-1）．

2）紅斑性（萎縮性）カンジダ症（赤いカンジダ症）

①舌乳頭の萎縮や粘膜の発赤を特徴とし，自覚症状では口腔内，特に舌のヒリヒリした疼痛や灼熱感，味覚異常，口腔乾燥などが多い．舌乳頭の萎縮が高度になると平滑舌を呈し，舌表面は乾燥する（図3-2）．

②舌の疼痛や灼熱感は，安静時よりも摂食時に増強し，特に熱いものや刺激物で顕著である．安静時には舌痛を感じるが摂食時には軽快する舌痛症との最大の鑑別点になる．日内変動はなく，1日中ヒリヒリとした痛みが持続する．

③味覚異常は，味覚がわかりにくくなったなどの味覚減退と，口腔内に何もないのに苦い，渋い，しょっぱいなどの味を常に感じる自発性異常味覚が多い．

④偽膜性カンジダ症と違い，健康な高齢者が口腔乾燥や義歯の取扱不良などの局所防御機能の低下だけで発症する．現在，重篤な基礎疾患のない外来患者で認められる口腔カンジダ症の多くがこのタイプである．

3）口角炎

紅斑性（萎縮性）カンジダ症や義歯性口腔カンジダ症でよく認められる．両側口角の

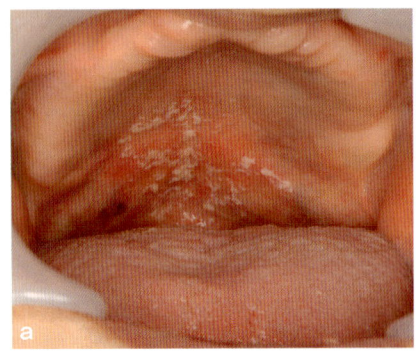
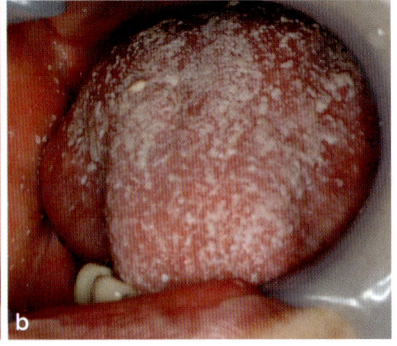

図 3-1　副腎皮質ホルモンによる偽膜性カンジダ症
79 歳女性．喘息の既往があり副腎皮質ホルモン吸入を毎日施行していた．
a：副腎皮質ホルモンを増量すると，偽膜性カンジダ症（軟口蓋に限局した小白苔と周囲粘膜に散在性の発赤）の再燃を繰り返した．
b：喘息の悪化で副腎皮質ホルモンの内服療法に代わった際，偽膜性カンジダ症が増悪．口腔内全体に著しい白苔の沈着を認めた．

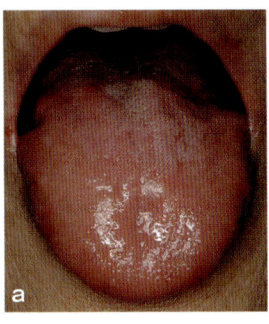
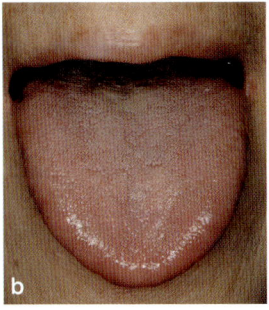

図 3-2　紅斑性（萎縮性）カンジダ症における平滑舌（a）とミコナゾール使用後の舌所見（b）
a：67 歳女性．舌の摂食時痛を訴えていた．舌乳頭の萎縮・発赤と舌表面の乾燥，右の口角炎を認めた．
b：ミコナゾール・ゲル剤を塗布したところ，舌乳頭の再生と舌表面の湿潤が認められ，自覚症状も消退した．

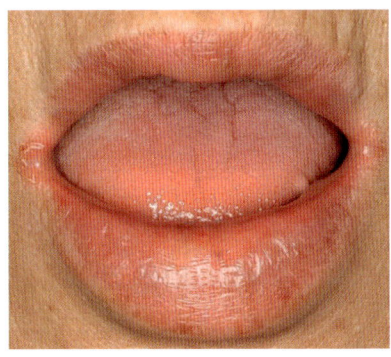

図 3-3　カンジダ性の口角炎
65 歳女性．口角の痛みを自覚し副腎皮質ホルモンを長期に塗布していた．両側口角部にびらんを認めた．

びらん性病変として認められることが多いが，片側性の場合もある（図 3-3）．難治性や再発を繰り返す口角炎はカンジダ症を疑う．

4）義歯性口腔カンジダ症

①カンジダは義歯の材料であるアクリルレジンに付着しやすく，一般細菌とともにバイオフィルムを形成し義歯床の粘膜面に強固に付着する．また，義歯床粘膜面に傷ができると亀裂や小窩に沿って深部に入り込む特徴がある．このため「義歯はカンジダのリザーバー」とされる[1]．

②義歯装着時には刺激が粘膜面に伝わらないため，自覚症状に乏しく，軽度の痛み（灼熱感やヒリヒリ）や違和感程度の場合が多い．また，咬合痛や接触痛は義歯不適合が原因の場合よりも軽度の場合が多い．義歯床下粘膜に一致した粘膜の発赤が特徴で，自覚症状がなくても同部や義歯床粘膜面からは多くのカンジダが検出される（図 3-4）．

③Newton 分類[2]（義歯性口内炎の分類）：Ⅰ型は口蓋粘膜の一部の発赤，Ⅱ型は広範

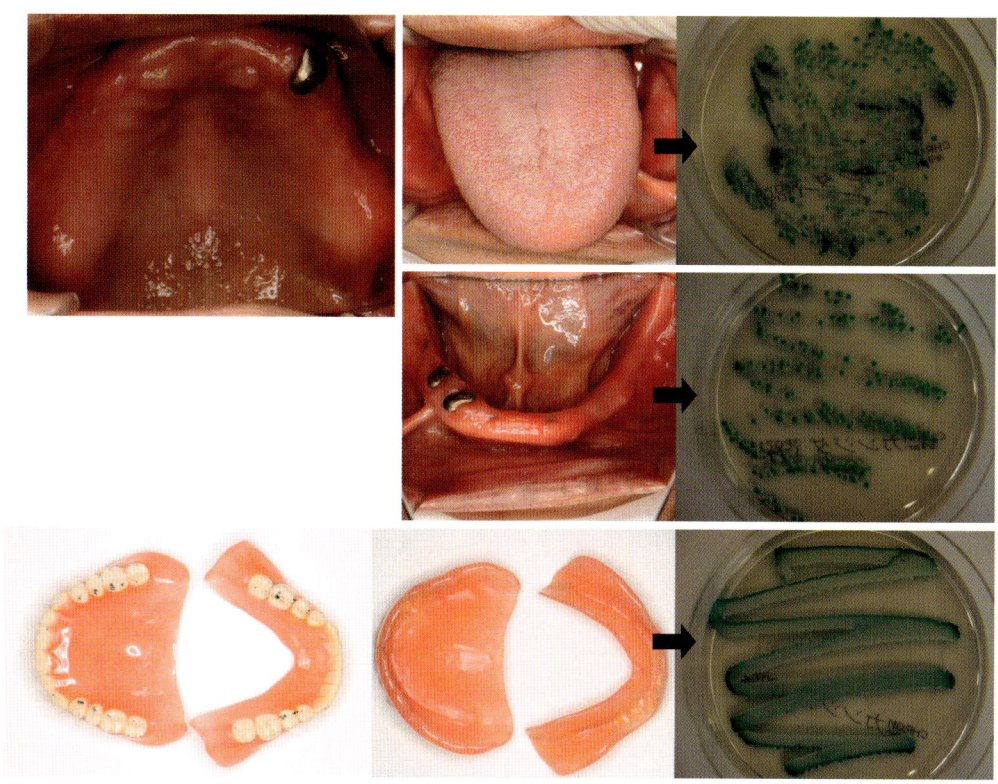

図 3-4　義歯性口腔カンジダ症
80 歳女性．自覚症状はなく，歯科治療中に頬粘膜，義歯床下粘膜の発赤を指摘される．舌は外見上，明らかな異常はなかったが，培養検査で多くの C. albicans が検出された．下顎の義歯床粘膜面からは著しく多くの C. albicans が検出された．

な発赤，Ⅲ型は口蓋部に乳頭状の増殖性変化を認める（**図 3-5**）．多くはⅠ型とⅡ型である．

④口蓋粘膜の点状発赤として認められることがある（**図 3-6**）．軟性の裏装材が使用されている場合は，義歯洗浄剤を使用してもデンチャープラークは除去しづらい．

5）口唇炎

剝離性の口唇炎として認められることが多い．副腎皮質ホルモンが使用されている場合も多く，治療が難治性になる．

6）肥厚性カンジダ症

慢性に経過し，周囲の粘膜が肥厚して硬くなる病変で舌背粘膜や口角後方の頬粘膜に好発する．時にがんとの鑑別が問題になる．白色病変は粘膜に固着し，拭っても除去はできない．

7）難治性潰瘍（カンジダ性潰瘍）

副腎皮質ホルモンの長期塗布で改善がない難治性潰瘍では，抗真菌薬の投与で劇的に

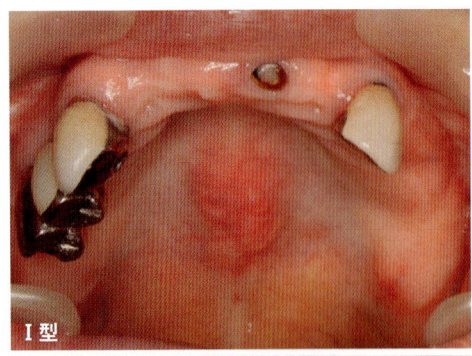
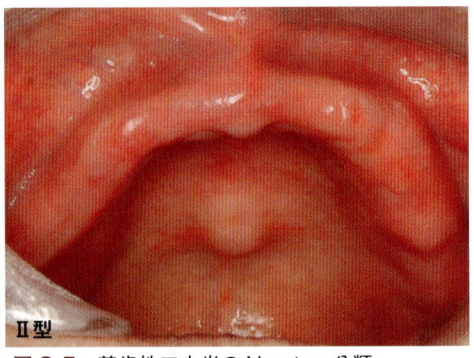

図 3-5 義歯性口内炎の Newton 分類
Ⅰ型：口蓋の一部の発赤，Ⅱ型：口蓋全体の発赤，Ⅲ型：口蓋粘膜に乳頭状の増殖性変化

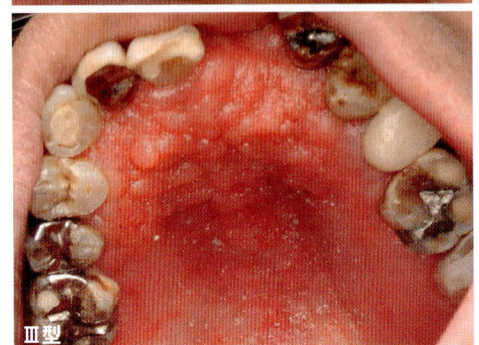

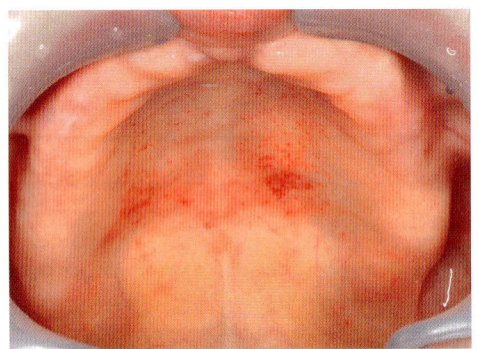

図 3-6 カンジダ性の義歯性口内炎
89 歳女性．口蓋部の腫脹感を自覚していた．口蓋に腫脹は認めないが，中央部に点状の発赤を認め，ミコナゾールゲルの塗布により軽快した．

軽快する場合がある．潰瘍性カンジダ症の特徴は，浅い潰瘍で，硬結は触れず，潰瘍の大きさの割に痛みの程度が強いことがあげられる（図 3-7）．

8）カンジダ性白板症

　口角内側が好発部位で，白色病変に赤色病変が混在する speckled type を呈し，病理組織学的診断が確定診断となる．がん化しやすく，抗真菌薬や禁煙が有効である（図 3-8）．

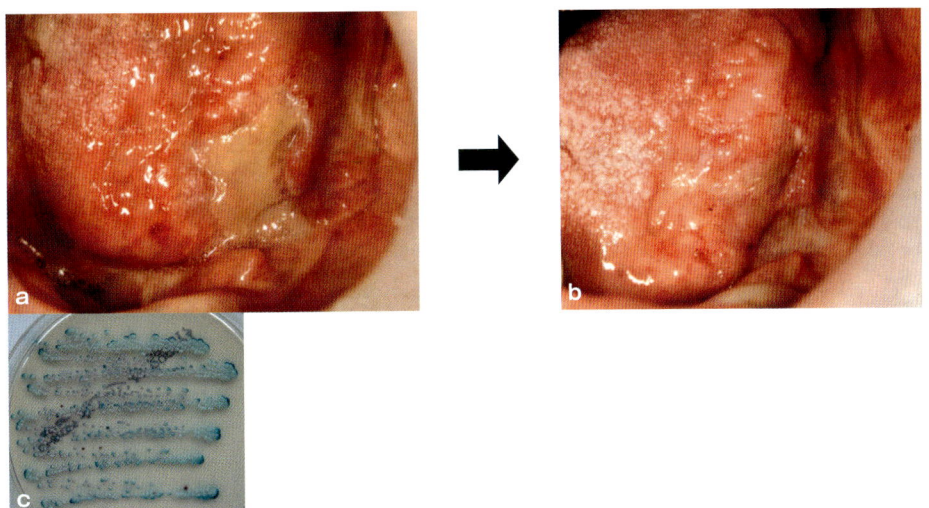

図3-7 カンジダが原因であった難治性潰瘍
a：80歳女性．左舌がん放射線治療の既往歴を有していた．3カ月前から左舌縁に潰瘍が出現し，副腎皮質ホルモンを塗布してきたが改善が認められなかった．
b, c：カンジダ性を疑いミコナゾール・ゲル剤を塗布したところ2週間で軽快し，同部の潰瘍から多くの *C. albicans* が検出された．

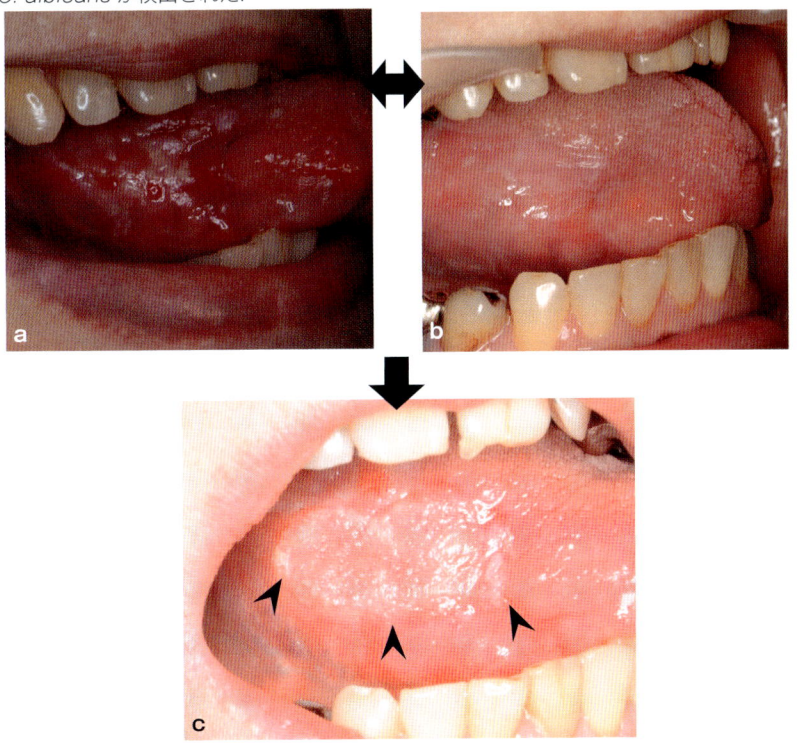

図3-8 カンジダ性白板症
a, b：74歳女性．右舌縁の白色と赤色の混在病変に対し，生検にて高度の異形成が認められたが，ミコナゾール・ゲル剤塗布にて軽快するため経過観察していた．その後，2年間にわたり上記経過を繰り返した．
c：受診が途切れて2年後，同部に硬結を伴う肉芽様腫瘤（矢頭）が出現し，がん化が認められた．

参考文献

1) Gendreau L & Loewy ZG：Epidemiology and etiology of denture stomatitis. *J Prosthodont*, 20(4)：251-260, 2011.
2) Newton AV：Denture sore mouth. A possible etiology. *Br Dent J*. 112：357-360, 1962.

2．HIV 感染症（AIDS）

1）HIV 感染とカンジダ症の関連

ヒト免疫不全ウイルス（HIV）感染症で生じる粘膜カンジダ症には，**口腔咽頭カンジダ症（OPC）**，**食道カンジダ症**と**外陰膣カンジダ症**の 3 種類がある．口腔咽頭カンジダ症（OPC）は，HIV 感染症における免疫不全の最初の徴候の 1 つで，HIV 感染が判明するきっかけとなることが多く，HIV 感染症で最も多く認められる疾患である．CD4 陽性リンパ球数は HIV の病態を反映する数値であり，その数が 200/μL より減少すると口腔咽頭カンジダ症が発症するとされている[1-7]．

後天性免疫不全症候群（AIDS）は，HIV 感染症者のうち決められた 23 の疾患を発症したものであるが，これには口腔カンジダ症は含まれていない．食道カンジダ症の発症では AIDS となるが，口腔カンジダ症が持続する症例では食道カンジダ症となっていることが多い[1-6]．

表 3-1　HIV 感染症の口腔病変

Group 1 HIV 感染症と強く関連してみられる口腔病変
口腔カンジダ症（偽膜性，紅斑性）
口腔毛状白板症
口腔カポジ肉腫
非ホジキンリンパ腫
HIV 関連歯周疾患

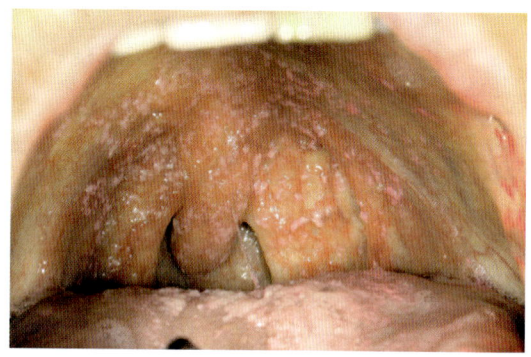

図 3-9　HIV 関連口腔咽頭カンジダ症
60 代前半男性．呼吸困難にて救急搬送され治療中の感染症内科より紹介された．HIV 陽性で口腔から咽頭におよぶ偽膜が認められた．

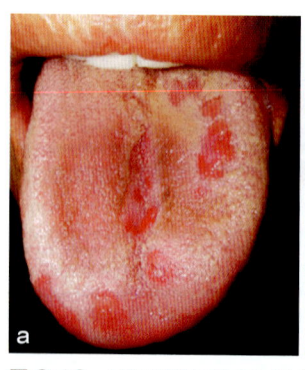 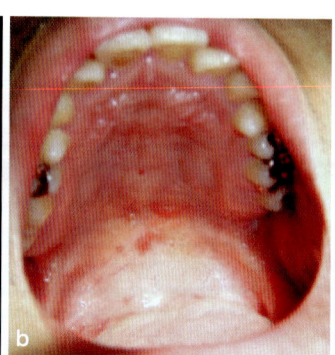 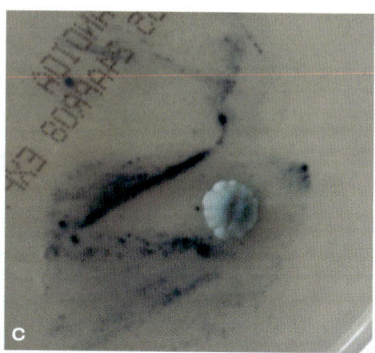

図 3-10　HIV 関連口腔カンジダ症①
20 代後半男性．口腔の灼熱感を主訴に HIV 感染症治療中の感染症内科より紹介された．
a：CD4 陽性リンパ球数は 200/μL 程度である．舌背に紅斑と偽膜の混在が認められた．
b：口蓋に紅斑が認められた．
c：舌背と口蓋から *C. dubliniensis* が検出された．

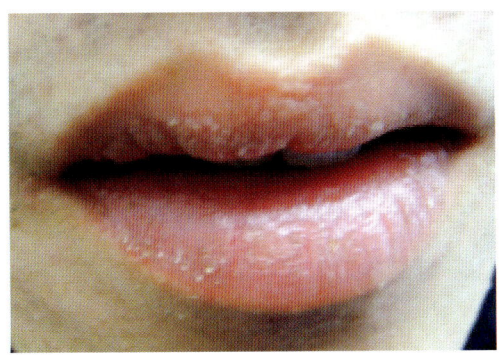
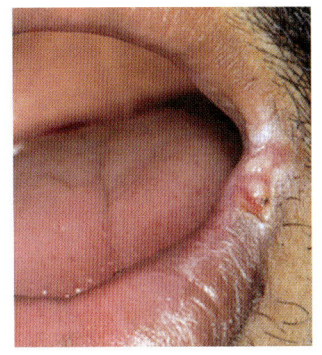

図 3-11 HIV 関連口腔カンジダ症②
20代前半男性．口唇の違和感を主訴に HIV 感染症治療中の感染症内科より紹介され受診した．CD4陽性リンパ球数は 200/μL 程度である．口唇の剥離が認められた．口唇の落屑より *C. albicans* が検出された．

図 3-12 HIV 関連口腔カンジダ症③
30代前半男性．口角の疼痛を主訴に HIV 感染症治療中の感染症内科より紹介され受診した．CD4陽性リンパ球数は 100/μL 程度である．口角びらんが認められた．口角びらん部より *C. albicans* と *C. glabrata* が検出された（P.A.Reichart 教授のご厚意による）．

2）HIV 感染症における口腔咽頭カンジダ症（OPC）の症状
(1) 偽膜性カンジダ症と紅斑性（萎縮性）カンジダ症

　HIV と関連する口腔病変には Group 1（HIV 感染症と強く関連してみられる口腔病変），Group 2（HIV 感染症と時に関連してみられる口腔病変），Group 3（HIV 感染症でみられることがある口腔病変）があるが，口腔カンジダ症は Group 1 に分類され，HIV 感染症と強い関連がある（**表 3-1**）[1]．一般的に健常者に発症する口腔カンジダ症は病態が軽い．しかし，易感染宿主である HIV 感染者では重症化し，咽頭にまで及ぶことが多く，口腔咽頭カンジダ症とよばれる（**図 3-9**）．主には急性の広範囲な偽膜性口腔カンジダ症であるが，白苔が認められずに有痛性（灼熱感）の発赤（紅斑）として発症し，時には摂食困難を伴う紅斑性カンジダ症も多い（**図 3-10**）．舌背では乳頭が萎縮しているので，萎縮性カンジダ症ともよばれる．そのほかに健常人にも生じる疾患である剥離性口唇炎や口角炎がある．HIV に関連する剥離性口唇炎や口角炎の特徴は，若年成人に多く難治性で反復する（**図 3-11，12**）．

3）HIV 感染症における口腔咽頭カンジダ症（OPC）の治療と予防

　主たる原因菌は *C. albicans* であるが，*C. glabrata* などの non-*albicans Candida* 属が増えている．HIV 感染者から検出され，新しく分類された **C. dubliniensis** によることもある（**図 3-11-c**）[7, 8]．

　治療は薬物療法で，表在性カンジダ症のため経口投与が行われる．わが国で口腔カンジダ症に保険適応のある抗真菌薬は 2 系統（ポリエンマクロライド系とアゾール系）5 形態があり，アムホテリシン B（AMPH-B）のシロップ，クロトリマゾール（CTZ）トローチ（HIV 感染症患者における口腔カンジダ症），ミコナゾール（MCZ）のゲル，イトラコナゾール（ITCZ）のカプセル，錠剤，内用液である[9]．

　HIV 感染症に限らず，アゾール系のフルコナゾール（FCZ）が多用された結果，アゾー

ル系耐性 C. albicans やアゾール系薬剤が効きにくい non-albicans Candida 属が増え，問題になりつつある[8, 9].

HIV 感染症では唾液腺障害が生じるので口腔乾燥が惹起され，口腔カンジダ症，歯周炎やう蝕が生じる．また，口腔疾患により摂食が障害されると免疫能の低下が生じるので，健常人に増して口腔ケア，保湿が重要である．

HIV 感染症治療においては，口腔の健康を預かる歯科医療の役割は小さくない[10]．

参考文献

1) The global burden of disease : 2004 update (Report), WHO. Part.4 Table 12 : Leading causes of burden of disease.
2) Klein RS, Harris CA, Small CB, Moll B, Lesser M, Friedland GH. : Oral candidiasis in high-risk patients as the initial manifestation of the acquired immunodeficiency syndrome. *N Engl J Med*, 311 (6) : 354-8,1984.
3) Tavitian A, Raufman JP, Rosenthal LE. : Oral candidiasis as a marker for esophageal candidiasis in the acquired immunodeficiency syndrome. *Ann Intern Med* 104 (1) : 54-5,1986.
4) Katz MH, Greenspan D, Westenhouse J, Hessol NA, Buchbinder SP, Lifson AR, Shiboski S, Osmond D, Moss A, Samuel M, et al. : Progression to AIDS in HIV-infected homosexual and bisexual men with hairy leukoplakia and oral candidiasis. *Aids* , 6 (1) : 95-100,1992.
5) Dodd CL, Greenspan D, Katz MH, Westenhouse JL, Feigal DW, Greenspan JS. : Oral candidiasis in HIV infection : pseudomembranous and erythematous candidiasis show similar rates of progression to AIDS. *Aids*.5 (11) : 1339-43, 1991.
6) Schmidt-Westhausen AM, Bendick C, Reichart PA, Samaranayake LP. : Oral candidosis and associated Candida species in HIV-infected Cambodians exposed to antimycotics. *Mycoses*.47 (9-10) : 435-41. 2004.
7) Sullivan D. and Coleman D:Characteristics and Identification. *J. Clin. Microbiol*. February , 36 (2) : 329-34,1998.
8) 山口英夫：病原性真菌と真菌症 4 版．南山堂，東京 ,2007.
9) 上川善昭，永山智宏，川崎清嗣ほか：口腔ケアに必要な口腔カンジダ症の基礎知識―診断・治療と口腔ケアによる口腔カンジダ症の予防―．日口腔ケア会誌，4（1）：17-23, 2010.

3．周術期（がん・脳血管障害患者・緩和ケア）

周術期とは本来全身麻酔による外科手術の術前・術中・術後の期間を示す．平成 26 年度の診療報酬改定により，周術期口腔機能管理料が新設された．周術期には，①全身麻酔によるがん手術，心臓血管外科手術，臓器移植手術に加えて，さらに②がんの化学療法，放射線療法，造血幹細胞移植術および緩和ケアが含まれている．①と②ではカンジダ症発症に関わる背景因子が異なるので分けて述べる．

1）外科手術の周術期

当科における過去 3 年間の調査では外科手術後の過半数で有害事象が発症しており，そのほとんどが口腔カンジダ症であった．発症時期をみると，高齢者の肺がんや心臓外科手術が多いためか，術前すでに 46％が，術後に 54％が口腔カンジダ症を発症していた．さらに術前のカンジダの定着率（保菌状態）は 30％程度で，そのうちの 60％が術後に口腔カンジダ症を発症していた．術前の保菌の有無は，術後カンジダ症発症の重要な要因となる．

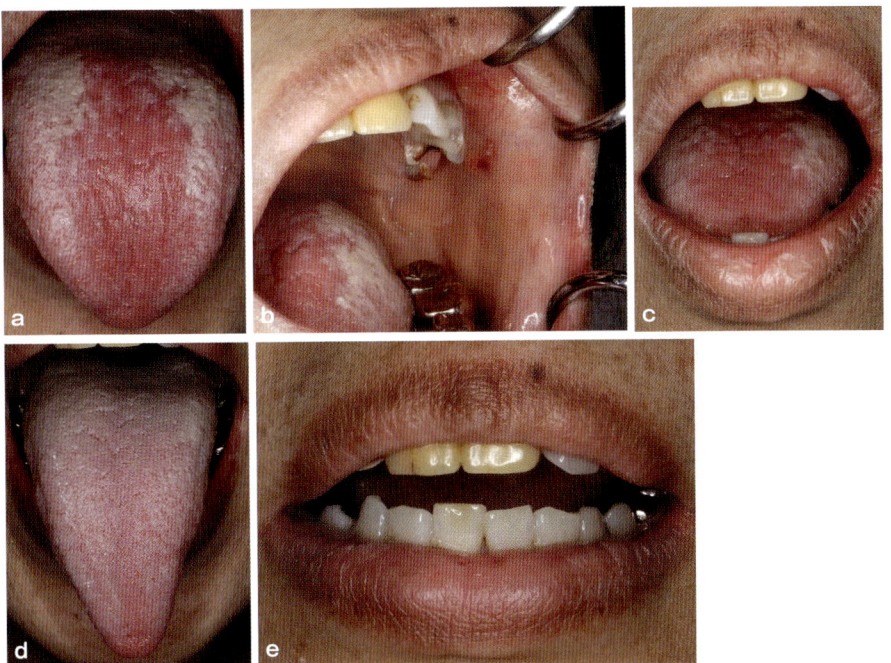

図 3-13　がん化学療法後に発症した舌紅斑性，頬粘膜偽膜性カンジダ症，上下口唇炎
a〜c：治療前．多発性骨髄腫の患者　50代女性．化学療法後18日目に舌背粘膜に紅斑，左頬粘膜に偽膜を形成．上下口唇には落屑を認める．Gram染色でいずれの部位からも菌糸を確認．培養検査で C. albicans が分離された．
d, e：治療後．ミコナゾール・ゲル剤10g/日，14日間．治療1カ月後に真菌学的に陰性化．

　術後カンジダ症の発症時期は術後1〜7日に多く，偽膜がない場合には舌背粘膜の色の変化や苔の肥厚の有無などに注意が必要である．経口摂取ができないことによる舌苔の肥厚との鑑別には，Gram染色などで酵母様真菌や菌糸の有無を確認する必要がある．
　術前から口腔カンジダ症を発症している場合には，手術までに軽快あるいは改善していても術後に再燃する可能性が高い．心臓外科の弁置換術を受ける場合には，術前はミコナゾール・ゲル剤（フロリードゲル経口用）を用い，術後はワーファリンの服用が始まるため，嚥下の状態を確認してアムホテシリンBシロップ（ファンキゾンシロップ，ハリゾンシロップ）へ変更する（図3-13, 14）．

2）がん化学療法，放射線療法の周術期

　頭頸部領域のがん治療では化学・放射線療法が多く，放射線療法単独は少ない．治療前・治療中・治療後のいずれの時期にも口腔カンジダ症は発症する．Lallaら[1]はすべての部位のがんにおいて治療前に7.5％，治療中39.1％，治療後32.6％が口腔カンジダ症を発症し，治療別にみると頭頸部領域の放射線療法中に37.4％，化学療法中に38％がカンジダ症を発症したと報告している．さらに，カンジダの定着率もすべての部位のがんの治療中が70％台と最も多く，同様に頭頸部領域の放射線療法中，化学療法中の治療中も70％台と多い．頭頸部領域のがんを含めた当科の調査ではカンジダ症は治療中が

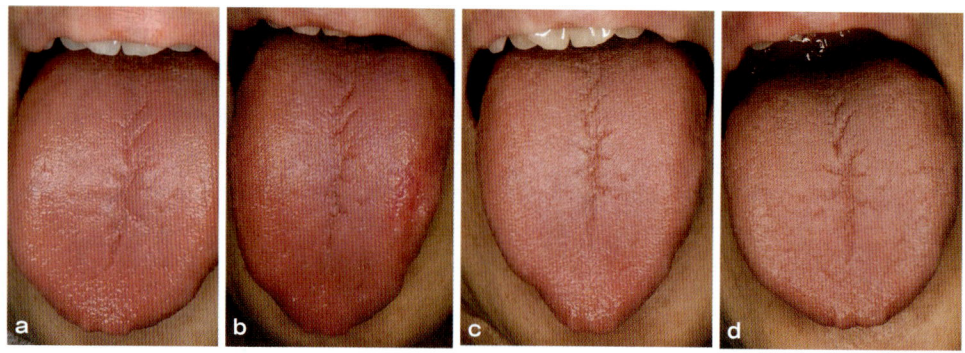

図 3-14 僧帽弁置換術の術前より舌紅斑性カンジダ症を発症
a：60 代女性．自覚症状なし．Gram 染色で菌糸を認め培養検査で C. albicans 2＋分離．ミコナゾール・ゲル剤 10g/日開始．
b：手術前日に軽快．
c：術後 7 日目からファンキゾンシロップによる治療開始．C. albicans 1＋分離．
d：術後約 1 カ月で真菌学的に陰性化した．

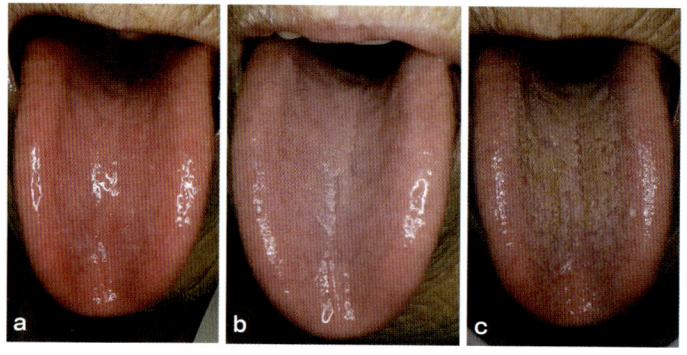

図 3-15 脳血管障害患者に発症した舌紅斑性カンジダ症
80 代男性．心原性脳塞栓症．嚥下障害．自覚症状なし．Gram 染色で菌糸を認め，C. albicans，C. glabrata が分離された．
a：初診時．
b：治療開始 8 日目．
c：治療開始 14 日目．ミコナゾール・ゲル剤 5g/日．14 日間．治療 2 週間後に真菌学的に陰性化．

68％と最も多く，再燃する回数も多かった．頭頸部領域の放射線療法では唾液腺障害による口腔乾燥症が生じるため，唾液分泌量が増加するまでは数年にわたりカンジダ症が再燃する．粘膜炎は照射野に合致して発症するが，カンジダ症は口腔・咽頭が照射野に含まれていなくても発症する場合があり注意を要する．

　口腔カンジダ症や口腔・咽頭カンジダ症で嚥下痛が強い場合には，食道カンジダ症を発症している可能性がある．咽頭にカンジダ症が波及すると，食道カンジダ症や全身性カンジダ症に進展する可能性があるので，早急に適切な治療を行う．

　血液疾患患者では，全身的な真菌症発症予防のための経口的抗真菌薬療法が行われることが多いので，典型的な口腔カンジダ症は少ない．しかし，イトラコナゾール内用液やフルコナゾールによる予防投与が長期にわたると C. glabrata などの non-albicans species が選択されて耐性化し，黒毛舌を発症することがあるので注意を要する．Gram 染色と培養検査などを行い診断する．可能であれば抗真菌薬感受性検査を行い，耐性の

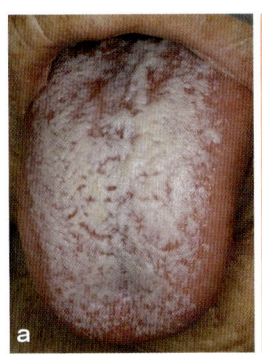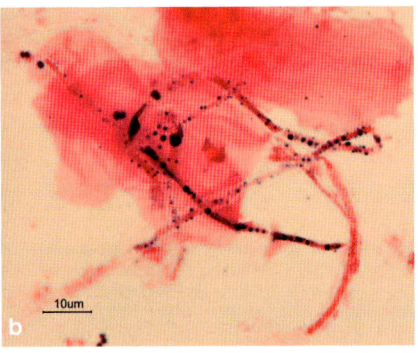

図3-16 脳血管障害患者に発症した偽膜性カンジダ症
a, b：90代女性．脳出血，嚥下障害，経管栄養．Gram染色で菌糸と酵母様真菌を認め，C. albicans が分離された．嚥下障害が改善しなかったため，診断のみにとどめた．

有無を確認して治療を行う．さらに，経静脈的に全身的な真菌症の治療中であるにもかかわらず，口腔カンジダ症が発症することもある．これは経静脈的に投与された抗真菌薬は唾液や口腔組織への移行が良くないことが原因である．

3）脳血管障害患者・緩和ケア

　脳梗塞，心原性脳塞栓症などの脳血管障害患者および緩和ケアではしばしば嚥下障害を伴い，口腔カンジダ症を発症することが多い（図3-15, 16）．病型は多彩で，偽膜性，紅斑性，黒毛舌などすべての病型が発症する．口唇炎・口角炎を併発する場合も多い．経管栄養が長くなると舌苔が厚くなるケースが多いが，舌苔が少ないケースもある．口腔ケアで改善がみられない舌苔が厚いケースや舌苔の不均一，舌苔が少なくきれいなケースでも積極的にカンジダ症を疑い，Gram染色と培養検査などを行う．義歯使用者で義歯洗浄剤を使用しているにもかかわらず，義歯の粘膜面に菌糸や酵母様真菌を認めることもある．また，自覚症状がないことが多く，患者自身は訴えることができないため，常に口腔カンジダ症を念頭に置く必要がある．口唇炎・口角炎では，落屑や紅斑・亀裂を乾燥とみなして見逃す可能性が高くなるので，常にGram染色などを行ない，菌糸や酵母様真菌を確認することが重要である．脳血管障害患者では嚥下訓練によりゼリー食の摂取が可能になった時点で，フロリードゲル経口用による治療を開始する．ワーファリンを服用している場合には，嚥下食の摂取が可能になればファンキゾンシロップ，ハリゾンシロップによる治療を開始する．

参考文献
1) Lalla RV, Latortune MC, Hong CH, et al : A systematic review of oral fungal infections in patients receiving cancer therapy. *Support Care Cancer*, 18（8）: 985-992, 2010

4．新生児・小児

1）概要

　新生児や乳児・小児においてもカンジダ症が発症する．よく知られているものが「オムツかぶれ」と間違われることの多い皮膚カンジダ症である．「オムツかぶれ」として治療しているにもかかわらず改善がみられず，皮膚カンジダ症と診断されることが多い．また，女児では腟カンジダ症もめずらしくはない．新生児の口腔カンジダ症や皮膚カンジダ症は，妊婦の約20％が保有しているとされる腟内常在菌のカンジダにより産道感染として発症するとされている．新生児の場合，免疫不全や抗菌薬の投与などがない健常児でも口腔カンジダ症は発症する．新生児・乳児に多いが，近年では幼児や学童期にも口腔カンジダ症の発生が増加しているとされている．アレルギー性疾患や喘息に罹患する小児の増加が原因と考えられている．花粉症などで使用される抗ヒスタミン薬では唾液が減少するため，カンジダ症が発症しやすくなる．喘息患児では，副腎皮質ホルモンの吸入薬の使用が，口腔カンジダ症発症に影響していると考えられている[1]．また，成人と異なり，わずかな体調の変化や比較的短期間の抗菌薬使用でも発症する場合がある．

2）症状

　新生児や乳児では，自覚症状を問診することが困難であるため，どのような症状を有しているかは推察するしかないが，授乳量が減るなどの報告がないことから，強い疼痛を生じていることはないと考えられている．他覚症状としては，舌背部や口腔粘膜に点状またはミルクの凝結塊のような白苔を形成する．これら白苔はぬぐって除去することが可能である．また，筆者らの知る限りでは，紅斑性（萎縮性）カンジダ症や口腔粘膜の強い炎症をみかけることはなく，培養にて *C. albicans* 以外が検出されることはない[1]．白苔は咽頭部にまで及ぶこともあるが，食道カンジダ症を併発することはないとされている（図3-17）．

　幼児や学童期では口腔内の疼痛や違和感などの自覚症状を訴えることが多い．食事や飲料の刺激による口腔内の疼痛や，場合により搔痒感を訴えることもある．他覚所見は基本的には新生児や乳児と同様の症状を呈する．咽頭部や頰粘膜，口唇粘膜に点状白斑や白苔が形成される．しかし，幼児や学童期の口腔カンジダ症では，口腔粘膜にびらん形成がみられることもある．地図状舌にカンジダ症が合併していることがあるので注意が必要である．（図3-18，19）

3）治療

　一般的に新生児や乳児の口腔カンジダ症は自然治癒するため，積極的な治療は必要ないとされている．しかし，幼児や学童期にみられる口腔カンジダ症は自然治癒しないため，抗真菌薬の投与が必要である．小児用シロップ薬であるアムホテリシンBシロップを50

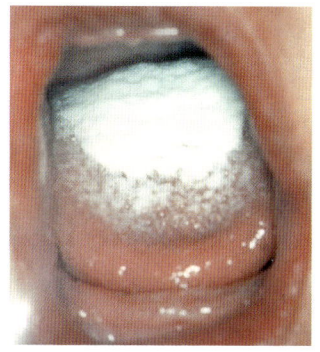

図 3-17　新生児カンジダ症
舌背部に白苔がみられる.
(中川洋一, 上川善昭, 岩渕博史著:知っておきたい口腔カンジダ症. 永末書店, 京都, 2013.)

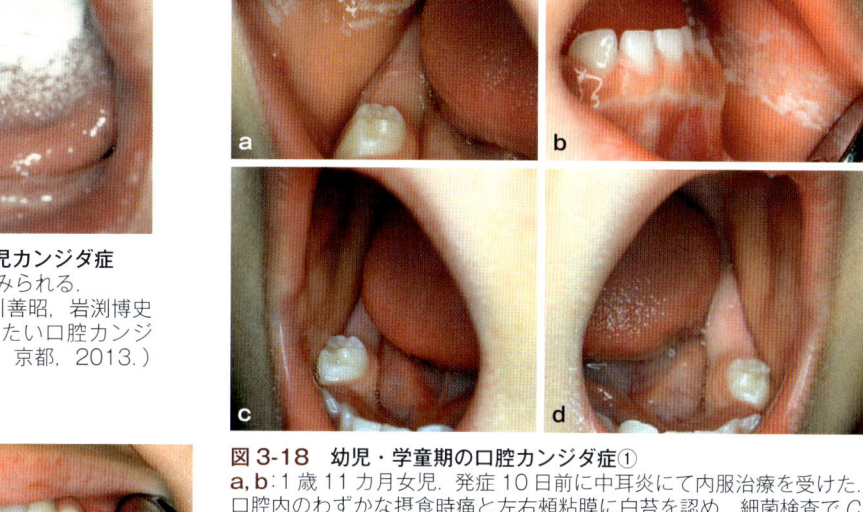

図 3-18　幼児・学童期の口腔カンジダ症①
a, b:1 歳 11 カ月女児. 発症 10 日前に中耳炎にて内服治療を受けた. 口腔内のわずかな摂食時痛と左右頬粘膜に白苔を認め, 細菌検査で *C. albicans* が検出された.
c, d:ミコナゾール・ゲル剤を 1 週間投与したところ, 症状はすべて消失した.

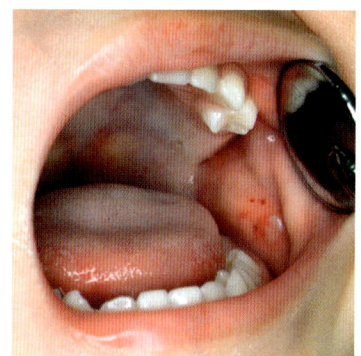

図 3-19　幼児・学童期の口腔カンジダ症②
2 歳 5 カ月男児. 2 週間前より初診日まで喘息様発作にて副腎皮質ホルモンの吸入薬を使用していた. 1 週間前より左右舌縁部にびらん形成, 左右頬粘膜にぬぐえる白斑を認めた. 疼痛はわずかで, 食事摂取には問題がなかった.

倍に希釈して含嗽させるか, 原液を綿棒などで患部に塗布する. またはミコナゾール・ゲル剤を口腔内全体に塗布する[1]. なお, ミコナゾール・ゲル剤の添付文書によれば, 低出生体重児, 新生児, 乳児, 幼児または小児に対する安全性は確立していないと記載されている. また, 「外国において, 6 カ月未満の乳児で誤嚥により窒息を起こした症例が報告されているので注意すること」と記載されている[2].

参考文献
1) 中川洋一, 上川善昭, 岩渕博史著:知っておきたい口腔カンジダ症. 永末書店, 京都, 2013.
2) 独立行政法人医薬品医療機器総合機構　医療用医薬品　詳細表示フロリードゲル経口用 2% http://www.pmda.go.jp/PmdaSearch/iyakuDetail/790005_6290003x1039_2_04 # CONTRAINDICATIONS.

5. 口腔乾燥症

1）口腔乾燥症
（1）口腔乾燥症とは
　口腔乾燥症（ドライマウス）は，一般的にさまざまな原因で生じる口腔の乾燥症状であると理解されている．日本口腔粘膜学会（現 日本口腔内科学会）の口腔乾燥症の分類[1]では，「唾液分泌量や唾液腺機能の低下により生じる口腔内の乾燥」と，「唾液分泌量や唾液腺機能は正常であるが口腔の保湿力が低下することにより生じる口腔内の乾燥」を併せて口腔乾燥症としている．一方，口腔乾燥感を訴えるが他覚的に口腔乾燥所見や唾液分泌量の減少，唾液分泌機能の低下を認めないタイプは心因性と考え，口腔乾燥症には含めないものとしている．

（2）口腔乾燥症の原因
　「口腔内の保湿力が低下することにより生じる口腔内の乾燥」とは，唾液分泌量は正常であるが口腔内に唾液を保持する能力が低下することにより生じる口腔所見で，唾液の蒸発量が著しく亢進することで生じる．主な原因は開口である．また，経口挿管や気管切開中の患者，マスクによる酸素投与中の患者でも保湿力が低下する．「唾液分泌量や唾液腺機能の低下により生じる口腔内の乾燥」には，①循環体液量の減少に伴い唾液分泌量が減少したタイプと②唾液分泌機能が低下したことに伴い唾液分泌量が減少したタイプがある．①循環体液量が減少したタイプの唾液腺機能は正常であるが，唾液分泌量が減少する．原因としては熱性疾患による発熱，糖尿病，甲状腺機能亢進症〔Basedow（バセドウ）病〕などの疾病や人工透析，利尿薬の使用などがある．また，腹水や胸水の貯留も循環体液量を減少させる．②唾液分泌機能が低下したタイプには，唾液腺機能が低下したタイプと唾液分泌に関与する神経伝達系に障害が生じたタイプがある．唾液腺機能低下の原因には加齢，唾液腺の炎症や腫瘍，Sjögren（シェーグレン）症候群などの自己免疫疾患への罹患，がん化学療法や放射線照射による唾液腺の障害があげられる．特殊な疾病としてはGVHD（移植片対宿主病），サルコイドーシス，AIDS，悪性リンパ腫も唾液腺機能を低下させるとされる．神経伝達系の障害で最も多い原因は薬剤の副作用である．降圧薬（Ca拮抗薬），向精神薬，抗不安薬，抗うつ薬，制吐薬，抗ヒスタミン薬，オピオイド（医療用麻薬）など多くの薬剤が唾液分泌機能を抑制する（**表3-2**）．その他には抑うつ状態，脳の障害，顔面神経や舌咽神経麻痺などがある．また，強いストレスや更年期障害でも唾液分泌能が低下する[2]．

2）口腔カンジダ症と口腔乾燥症の関係
（1）口腔カンジダ症発症への口腔乾燥症の関与
　口腔カンジダ症は全身的な要因と局所的な要因が重なり発症する．全身的な要因は宿主の免疫能低下であり，高齢化の進行，免疫不全状態を生じる疾患の増加（AIDS，熱傷，

表 3-2 唾液分泌機能低下を生じる主な薬剤

降圧薬	ノルバスク，カタプレス，アルドメットなど
利尿薬	フィズリンなど
抗ヒスタミン薬	ポララミン，ヒベルナなど
抗アレルギー薬	アレグラ，アゼプチンなど
抗うつ薬，三環系抗うつ薬	トリプタノールなど
抗コリン薬	アトロピン，ブスコパンなど
抗不安薬	セルシン，デパスなど
抗精神病薬	コントミン，ヒルナミンなど
抗パーキンソン病治療薬	アーテン，アキネトンなど
気管支拡張薬など	メトナミン，メジコン
医療用麻薬	オキシコンチン，モルヒネ，フェンタニルなど
その他	抗痙攣薬，制吐薬

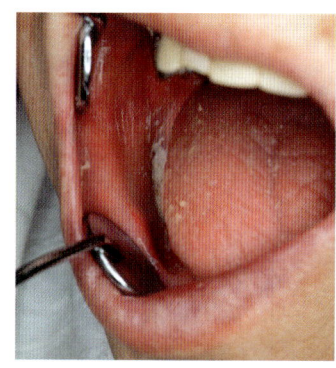 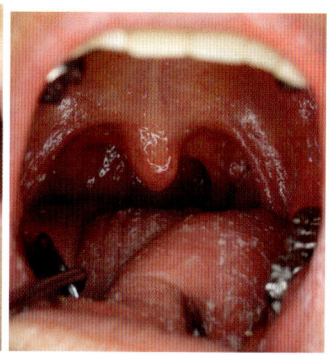

図 3-20 唾液分泌量減少患者にみられた偽膜性カンジダ症
強い乾燥と左右頬粘膜，咽頭部，舌背に白斑がみられる．

悪性腫瘍，肝硬変，膠原病，糖尿病，代謝異常者，人工透析）免疫不全状態を生じさせる各種薬剤の使用（免疫抑制薬，副腎皮質ホルモン，抗がん薬），医療の高度化（重度熱傷，超未熟児）などあげられる．局所的な要因はカンジダが口腔粘膜に付着・定着しやすい口腔環境の存在である．多くのカンジダは粘膜上皮表面に付着し，仮性菌糸を粘膜上皮内に伸ばすことにより定着して病原性を示すようになる．義歯の使用，口腔乾燥症，口内炎・粘膜炎（放射線・抗がん薬治療）などは，カンジダが粘膜表面に付着しやすい環境を作る．口腔乾燥症は口腔粘膜を萎縮・弱体化させる．そのため，粘膜表面が損傷され，カンジダの付着が容易になる．しかし，口腔乾燥症では単に粘膜表面が損傷され，カンジダが付着しやすくなる環境を生じているのみではなく，唾液による口腔粘膜の潤滑・保護や抗菌作用，自浄作用などが低下する．このような理由から口腔カンジダ症発症への口腔乾燥症の関与が多く報告[3]されている（図 3-20）．

また，全身的要因中，高齢，AIDS，膠原病，糖尿病，人工透析，抗がん薬の使用は口腔乾燥症を生じることが知られている．

(2) 口腔カンジダ症と口腔乾燥症（唾液分泌量減少症）の関係

口腔乾燥症には唾液分泌量の減少により生じるタイプ（唾液分泌量減少症）と口腔内の保湿力が低下したことにより生じるタイプ（保湿力低下）がある．タイプ別に口腔カンジダ症との関係について説明する．

表 3-3 Sjögren 症候群患者 100 例の口腔粘膜疾患有病率

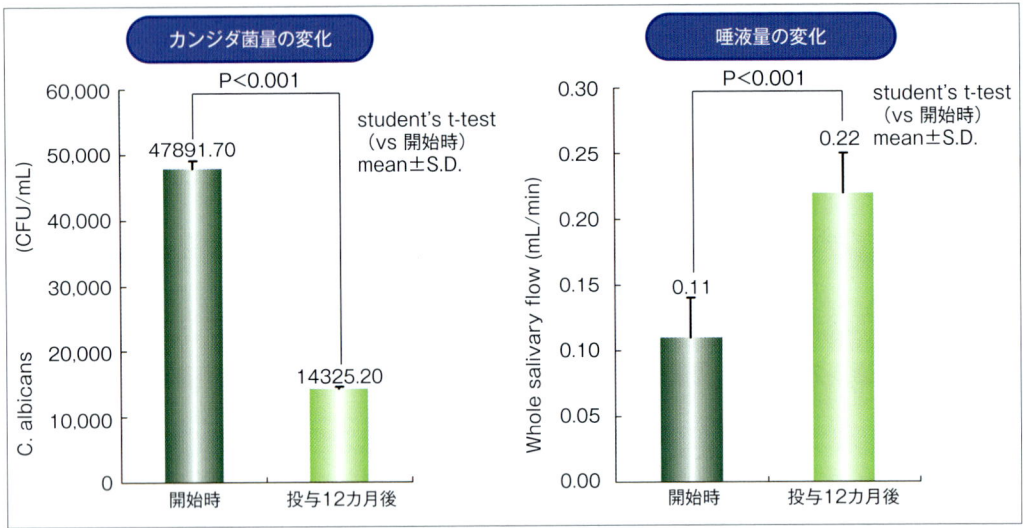

図 3-21 Sjögren 症候群に伴う唾液分泌量減少症患者に対する唾液分泌促進剤投与前と 1 年後における唾液分泌量とカンジダ菌量の変化（参考文献 5）より一部改変）

　唾液分泌量減少症は口腔カンジダ症発症の大きな要因の 1 つであるが，唾液分泌量減少症の罹患期間や唾液分泌量が，口腔カンジダ症発症率に影響する可能性のあることが報告されている．唾液分泌量減少症の罹患期間が長いほど，10 分間ガムテスト値が低いほど口腔カンジダ症を含む口腔粘膜疾患の罹患率が高いことがわかっている（**表 3-3**）．一方，唾液分泌量の減少を改善することにより，カンジダ数が減少することが報告[4]されている．Rhodus ら[5]は Sjögren 症候群に伴う唾液分泌量減少症患者に唾液分泌促進剤を 1 年間投与すると唾液分泌量が有意に増加するのに伴い，唾液中のカンジダ数が投与開始前に比べ，有意に減少すると報告している．言い換えればこの結果は，唾液がカンジダ数の増減に大きく関係していることを示している（**図 3-21**）．また，唾液分泌量の減少に伴いカンジダ生菌数が増加するが，特に安静時唾液量の低下が刺激時唾液量の低下に比較して，カンジダ生菌数の増加に深く関与していることが報告[3]されている．さらに唾液分泌量の減少を伴う口腔カンジダ症患者には紅斑性（萎縮性）カンジダ症が多いこと，口腔乾燥症とカンジダは舌乳頭萎縮の原因となっていることも報告[3,6,7]され

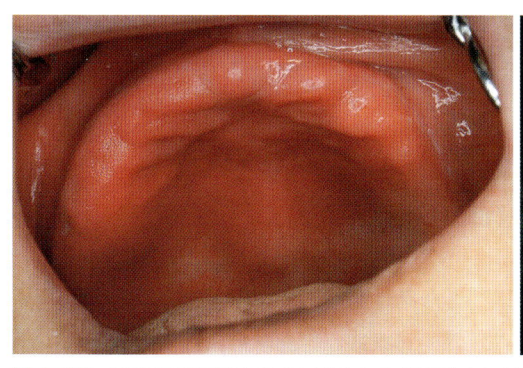

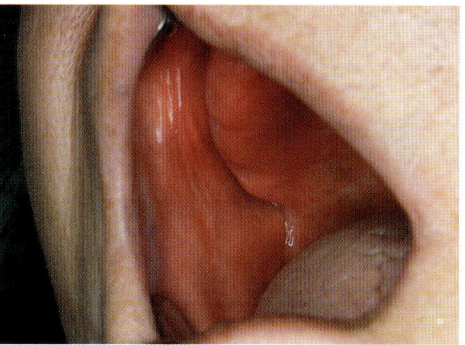

図 3-22 唾液分泌量減少患者に発生した紅斑性カンジダ症

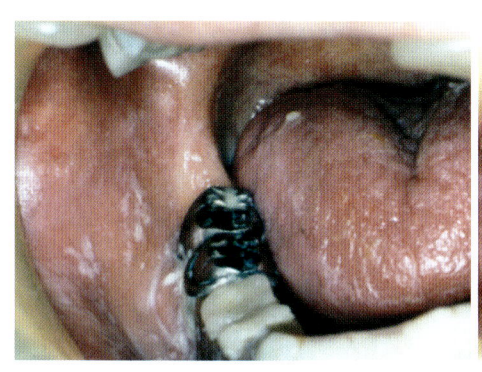

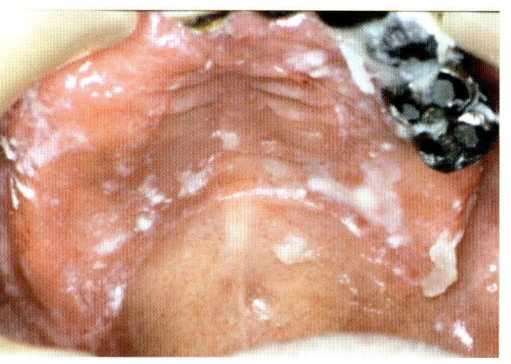

図 3-23 唾液分泌量減少患者に発生した偽膜性カンジダ症

ている（図 3-22）．

　一方，保湿力低下に起因した口腔乾燥症と口腔カンジダ症との関係についての報告はほとんどない．しかし保湿力低下は粘膜表面へのカンジダの付着を容易にさせ，免疫応答や自浄作用も低下することが予想されるため，唾液分泌量減少症と同様に口腔カンジダ症の発症が増加するものと思われる（図 3-23）．

参考文献
1) 日本口腔粘膜学会用語・分類検討委員会：口腔乾燥症（ドライマウス）の分類―日本口腔粘膜学会案―. 日口粘膜誌, 14（2）: 87-88, 2008.
2) 岩渕博史：唾液減少は機能低下能サイン．唾液分泌量減少症とその治療意義. 日本歯科評論, 73（11）: 95-103, 2013.
3) 山近重生ほか：口腔カンジダ症へ及ぼす唾液分泌機能低下の影響. 歯薬療法, 29（1）: 15-20, 2010.
4) 下村絵美ほか：シェーグレン症候群に伴う口腔乾燥症患者にみられる口腔粘膜疾患に関する臨床的検討. 口科誌 54（1）: 143-144, 2005.
5) Rhodus NL, et al : Candida albicans levels in patients with Sjögren's syndrome before and after long-term use of pilocarpine hydrochloride. : a pilot study. *Quintessence Int*, 29（11）: 705-710, 1998.
6) kimori H, et al : Factor associated with the presence of atrophic tongue in patients with dry mouth. *Grodontology*, 32（1）: 13-17, 2015.
7) 中川洋一：口腔乾燥症と口腔カンジダ症. 中川洋一, 上川善昭, 岩渕博史：知っておきたい！口腔カンジダ症. 永末書店, 京都, 2013, 34-37.

6. Q & A

Q 口腔乾燥と口腔カンジダ症には関連がありますか．

A 口腔乾燥と口腔カンジダ症には関連があります．唾液分泌量の減少により口腔乾燥が生じます[1,2]．また，唾液分泌量の減少に伴いカンジダ生菌数が増加することが報告されています[1]．

Q 口腔乾燥症ではどのような口腔カンジダ症が生じますか．

A 口腔乾燥を伴う口腔カンジダ症患者には紅斑性カンジダ症が多いこと，口腔乾燥症とカンジダは舌乳頭萎縮の原因となっていることが報告されています[2-5]．

Q 口腔乾燥が改善すると口腔カンジダ症は生じませんか．

A 口腔乾燥が改善すると口腔カンジダ症は生じにくくなります．唾液分泌量の減少を改善することによりカンジダ数が減少することが報告されています[1]．

参考文献

1) 山近重生ほか：口腔カンジダ症へ及ぼす唾液分泌機能低下の影響．歯薬療法，29（1）：15-20，2010．
2) Rhodus NL, et al：Candida albicans levels in patients with Sjögren's syndrome before and after long-term use of pilocarpine hydrochloride.：a pilot study. *Quintessence Int*, 29, (11)：705-710, 1998.
3) 下村絵美ほか：シェーグレン症候群に伴う口腔乾燥症患者にみられる口腔粘膜疾患に関する臨床的検討．口科誌，54, (1) 143-144：2005.
4) kimori H et al：Factor associated with the presence of atrophic tongue in patients with dry mouth. *Grodontology*, 32（1）：13-17, 2015.
5) 中川洋一：口腔乾燥症と口腔カンジダ症．中川洋一，上川善昭，岩渕博史共著：知っておきたい！口腔カンジダ症．永末書店，京都，2013, 34-37.

4章 口腔カンジダが関連する疾患

1．舌痛とカンジダ

1）舌痛の原因

　舌にはさまざまな病変が現れ，痛みを伴うことも多い．このような舌に生じる痛み，いわゆる**舌痛**には原因が明らかなものと明らかではないものとがある．前者には舌に明らかな器質的変化を認める**侵害受容性疼痛**と，肉眼的な器質的変化が認められない**神経障害性疼痛**がある．一方，原因が不明で心因性や特発性の疼痛が疑われるものは**舌痛症**や**バーニングマウスシンドローム（口腔灼熱症候群：BMS）**と診断される（**図 4-1**）．なお，侵害受容性疼痛は原因療法あるいは対症療法によって改善されやすいが，舌痛症やバーニングマウスシンドロームの確定は除外診断に頼ることが多く，診断には苦慮する．

　さらに，舌痛の原因は全身的なもの〔薬剤誘発性，貧血，ビタミン B_{12} および葉酸欠乏，Sjögren（シェーグレン）症候群，糖尿病など〕と局所的なもの（口腔カンジダ症，口腔扁平苔癬，唾液減少など）にも分類される．

2）カンジダ性舌炎による舌痛

　山崎ら[1]は，口腔カンジダ症の主訴を検討したところ，主訴の約半分（52例/107例）が舌痛で，舌以外の口内痛も5例あったと報告している．なお，肉眼的所見の特徴である白斑や白苔の主訴は4例のみであったが，舌痛を主訴に受診した187例の検討では，最終診断が舌痛症だったのは108例，口腔カンジダ症は52例（両疾患の重複は9例）で，舌痛を主訴とする患者のおよそ1/3が口腔カンジダ症であったとも報告している．

　このように口腔カンジダ症患者の多くは舌痛を伴う**カンジダ性舌炎**であり，**カンジダ関連病態（Candida-associated lesions：CAL）**のなかでも高頻度に認められる病態となっている．

　また，カンジダ関連病態として現れる舌痛の診断は，偽膜性口腔カンジダ症のように白苔の付着など明らかな器質的変化を認める場合は容易である（**図 4-2**）．しかし，初期の紅斑性（萎縮性）カンジダ症のように器質的変化の乏しい場合は，舌痛症やバーニングマウスシンドロームとの鑑別が必要となる．

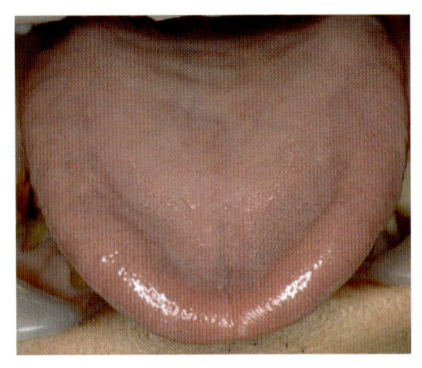

図 4-1　原因が不明の舌痛症（バーニングマウスシンドローム）

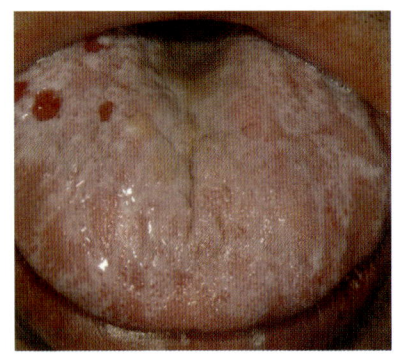

図 4-2　舌痛を伴った偽膜性口腔カンジダ症

3）舌痛と抗真菌薬

　カンジダ性舌炎による侵害受容性疼痛は，舌粘膜上皮の *C. albicans* などの感染により，ケラチノサイトが産生する IL-8 などの炎症性サイトカインによって生じる．つまり，抗真菌薬による原因療法で舌の炎症が改善されれば，舌の疼痛は消退する．

　Terai ら[2]は，舌痛患者 95 名を Visual Analog Scale（VAS）を用いて，A：摂食時（機能時）痛，B：安静時（非機能時）痛，および C：どちらでも痛む混合時痛の 3 グループに分け，カンジダ陽性率と抗真菌薬療法（ミコナゾールゲル経口用 2％ 25 mg，4 回 /日，2〜4 週間）の効果を検討した．その結果，グループ A（37 名）はカンジダ陽性率が高く（培養検査：73.0％，迅速細胞診：59.5％），抗真菌薬療法を行った 37 名の 75.7％に効果を示した．一方，グループ B（32 名）のカンジダ陽性率は培養検査で 25.0％，迅速細胞診では 3.1％と低く，抗真菌薬療法は 17 名中 2 名のみ有効であった．また，グループ C（26 名）のカンジダ陽性率は培養検査で 42.3％，迅速細胞診では 23.1％で，21 名に対する治療効果は 66.6％であった．

　すなわち，カンジダ関連病態による舌痛（グループ A）は抗真菌療法によって改善されやすく，バーニングマウスシンドロームによる舌痛（グループ B）は抗真菌療法による改善は期待できないので，カンジダ関連病態の確定を得ずに漠然と抗真菌薬を投与することは避けなければならない．カンジダ関連病態とバーニングマウスシンドロームが混在するような場合（グループ C）でカンジダ陽性の症例では抗真菌薬が有効であることから，カンジダの感染の有無を確定することが重要である．

参考文献
1) 山崎　裕：舌痛を訴える患者への対応，日歯先技研会誌，21：77-83，2015．
2) Terai T et al：Glossodynia from *Candida*-associated lesions, burning mouth syndrome, or mixed cases, *Pain Medicine*, 11（6）：856-860, 2010.

Column

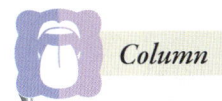

バーニングマウスシンドロームとは？

バーニングマウスシンドローム（BMS：Burning Mouth Syndrome, 口腔灼熱症候群）は 1967 年にはじめて記載された病名で，2014 年の国際頭痛学会 国際頭痛分類 第 3 版 beta 版の日本語版[1]では，『13. 有痛性脳神経ニューロパチーおよび他の顔面痛』に分類されている．その定義と診断基準を表に示す．なお，欧米では舌痛症は広義的にバーニングマウスシンドロームとして報告されることが多い．

表　バーニングマウスシンドロームの定義と診断基準

定　義：
　　3 カ月を超えて，かつ 1 日 2 時間を超えて連日再発を繰り返す，口腔内の灼熱感あるいは異常感覚で，臨床的に明らかな原因病巣を認めないもの．

診断基準：
　A．B および C を満たす口腔痛がある．
　B．3 カ月を超えて，1 日 2 時間を超える連日繰り返す症状
　C．痛みは以下の特徴を有する．
　　　1．灼熱感
　　　2．口腔粘膜の表層に感じる．
　D．口腔粘膜は外見上正常であり，感覚検査を含めた臨床的診察は正常である．
　E．他に最適な ICHD-3 の診断がない．

参考文献
1）日本頭痛学会・国際頭痛分類委員会　訳：国際頭痛分類　第 3 版 beta 版（ICHD-3 β）．医学書院，東京，2014.

2．味覚とカンジダ

1）味覚障害と口腔カンジダ症

　味覚障害のさまざまな原因の 1 つに口腔粘膜疾患があるが，そのなかではカンジダ性が最も多い．筆者らの以前の研究では，味覚異常が主訴の患者の約 20％はカンジダ性であり[1]，口腔カンジダ症患者の 10％以上は味覚異常を訴えていた[2]．したがって味覚障害と口腔カンジダ症は相互に密接に関係しているといえる．

2）味覚障害の機序

　味覚は飲食物中の味質が舌表面の乳頭にある味蕾を構成する味細胞に達し，ここで受容された味の情報が，味覚神経によって脳へ伝えられて感じる．味質は唾液に溶解しないと味蕾表面の味孔に入り味細胞に作用することはできない．そのため，口腔乾燥症で

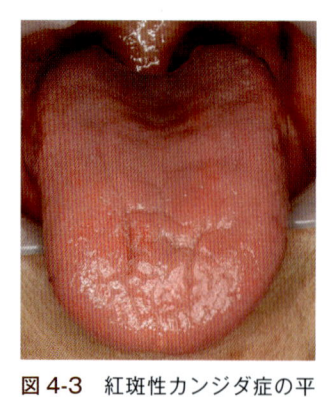

図 4-3 紅斑性カンジダ症の平滑舌
76歳女性．味覚の消失と口腔乾燥を主訴に当科受診．舌背全体に舌乳頭の萎縮・発赤による平滑舌を認め，舌表面は乾燥していた．

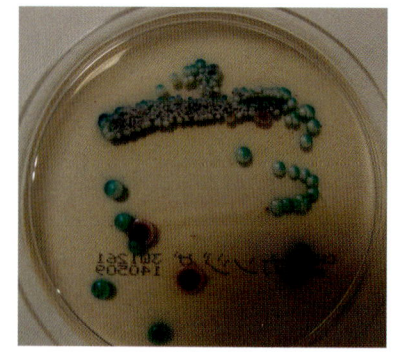

図 4-4 舌背からのカンジダ培養検査結果
多くの *C. albicans* のコロニー（緑）と，少数の *C. glabrata*（ピンク）のコロニーを認めた．

唾液の分泌が低下したり，味蕾自体が傷害されると味覚障害が生じる．

3）紅斑性（萎縮性）カンジダ症

舌乳頭が高度に萎縮した**平滑舌**では，味蕾が傷害されて味覚障害が起こる（図4-3, 4）．また，平滑舌では舌乳頭構造が欠落するため，唾液を保持することができず，舌表面は乾燥する（図4-5）．口角炎や義歯床下粘膜の発赤を伴うことが多い（図4-6）．

4）カンジダ性味覚障害
（1）注意点

カンジダ性味覚障害の約半数は，舌の視診では明らかな異常が認められない[1]．また，舌に異常所見が認められない舌痛症も，味覚障害を伴っていることが多いため，舌痛症と口腔カンジダ症を鑑別するためにも，カンジダ検査（顕微鏡検査法，培養検査法）が必須になる．筆者らは味覚異常を訴える患者には舌の視診所見にかかわらず，全例にカンジダ培養検査を実施している．カンジダの異常増殖が認められても味覚障害が改善されない場合もあるので，除菌後に味覚症状について再検査している．

（2）鑑別診断

平滑舌を呈する非カンジダ性の味覚障害では，栄養欠乏性の舌炎〔鉄欠乏性貧血による舌炎，ビタミンB_{12}欠乏によるHunter（ハンター）舌炎〕やSjögren（シェーグレン）症候群などの慢性で高度の口腔乾燥状態との鑑別診断が重要である．

（3）臨床的特徴

「味が感じにくくなった」などの**味覚減退**と，「口には何も入れてないのにいつも苦味を感じる」などの**自発性異常味覚**が多い．口腔内の随伴症状では口腔乾燥症が多い．

自発性異常味覚：口腔内に何もないときの異常感を訴えるが，食事の際の味質は正常な場合が多い．異常味質は**苦味が圧倒的に多く**，続いて塩味，渋味で，甘味は少ない．

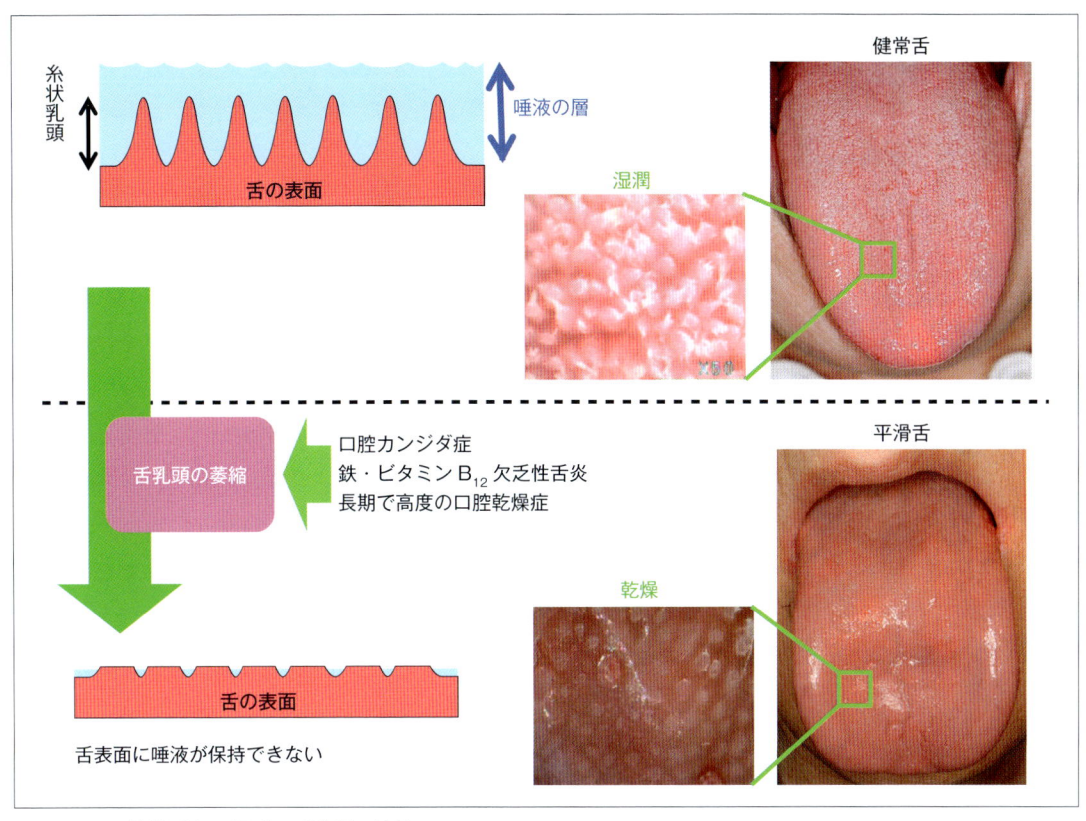

図 4-5 健常舌と平滑舌の舌乳頭の比較
健常舌では糸状乳頭の表面に唾液の層が形成されるが，舌乳頭が萎縮すると唾液が保持できず乾燥する．

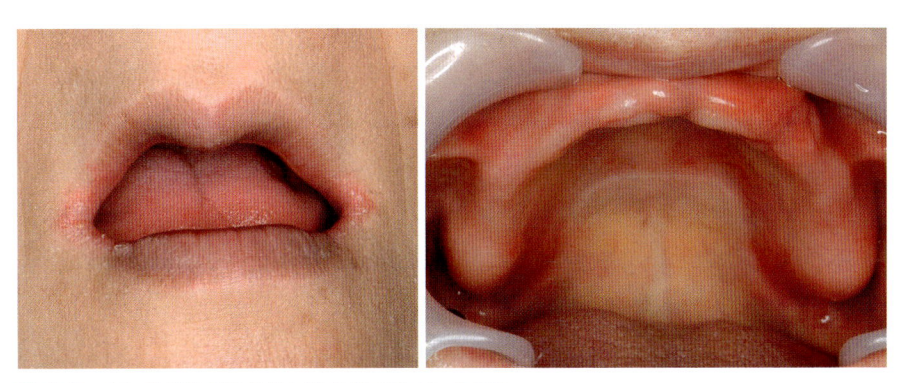

図 4-6 カンジダ性の口角炎と義歯性口腔カンジダ症
カンジダ性の口角炎と，義歯性口腔カンジダ症は，紅斑性カンジダ症においてしばしば認められる．

(4) 治療

　一般には抗真菌薬を投与する．カンジダ症が軽度の場合には抗真菌薬を投与しなくても，口腔ケア（保湿ケアを含む）や義歯管理を徹底することで改善が期待される．

参考文献
1) 山崎　裕ほか：カンジダ性味覚異常の臨床的検討．日口外誌，57 (9)：493-500, 2011.
2) 山崎　裕：舌痛を訴える患者への対応．日歯先技研会誌，21 (2)：77-83, 2015.

4章　口腔カンジダが関連する疾患

3．口内炎とカンジダ

1）正中菱形舌炎
（1）病態と原因

正中菱形舌炎は舌背の中央から分界溝前方部に，大きさ2〜3cmの菱形ないし長楕円形の舌乳頭を欠く表面平滑な赤色斑（図4-7）や粘膜色あるいは白色の隆起（図4-8）として認められる．通常は無痛性であるため自覚することは少ないが，違和感や持続的な疼痛を訴えることもある．

Goregenら[1]によると，発症頻度は0.7%（30名/4,244名）で，男性に多く（男性21名，女性9名），年代別では20〜39歳（18名）が最も多く，次いで40〜69歳（9名）であり，4〜19歳（3名）の若年者での発症は少なかったと報告している．

正中菱形舌炎の病理組織像の特徴は，粘膜上皮の過角化，乳頭腫様増殖，棘細胞層の増殖肥厚などを示し，時に異型細胞の増殖，上皮細胞の分化極性の喪失，多数の有糸分裂像などの異角化症がみられる．また，上皮下には多数のリンパ球と形質細胞の浸潤があり，同時に毛細血管やリンパ管の増殖，線維化なども認められる[2]．

発症原因はこれまで胎生期に萎縮する不対結節の残存とされてきた．しかし，Cooke[3]は皺状または結節状の正中菱形舌炎は**慢性増殖性カンジダ症**であると報告し，また，Wright[4]は隆起した症例と赤色斑の症例は**局在性慢性カンジダ症**であると報告している．わが国でも東ら[5]は，舌背中央部の赤色斑4例と隆起2例の6例はカンジダ陽性で，さらに抗真菌療法で症状が軽快，治癒したことから，正中菱形舌炎はカンジダ感染によって生じると報告している．

また，Goregenら[1]は正中菱形舌炎発症のリスクファクターを多変量ロジスティック解析している．その結果，性別，年齢，喫煙，糖尿病，カンジダ感染，義歯装着の因子の中で，**カンジダ感染**（$p=0.003$）と**糖尿病**（$p=0.04$）がリスクファクターとして抽出された．なお，カンジダ陽性者（27名/30名）の中では，*C. albicans*の検出が最も多かったと報告している．

（2）治療法

先述したように，正中菱形舌炎の発症にはカンジダ感染の関与が強く考えられる．そのため，多くの報告で正中菱形舌炎に対して口腔カンジダ症と同様の抗真菌薬療法が推奨されている（図4-9）．ただし，抗真菌薬の投与は臨床所見とともに培養や検鏡などでカンジダ陽性であることを確認し，CAL（カンジダ関連病変）であることを確定しておく必要がある．

2）口腔扁平苔癬（oral lichen planus：OLP）

口腔扁平苔癬は角化異常を伴う慢性炎症性疾患であり，日常臨床において遭遇する頻度の高い口腔粘膜病変である．好発部位は下顎後方歯頬側歯肉から頬粘膜にかけてであ

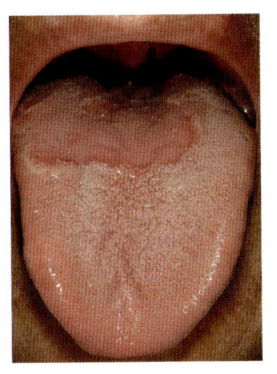

図 4-7　赤色斑を呈する正中菱形舌炎

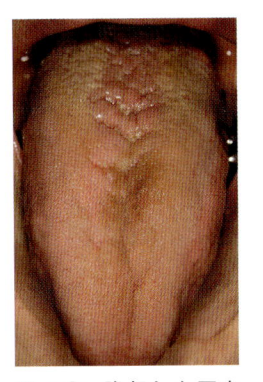

図 4-8　隆起した正中菱形舌炎

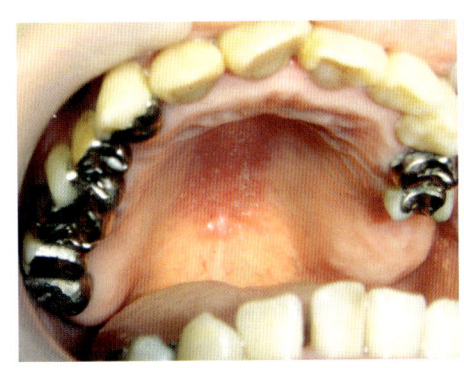

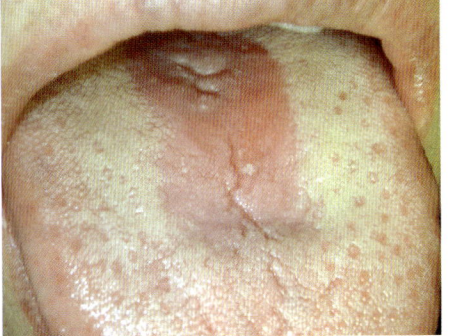

図 4-9　紅斑性（萎縮性）カンジダ症と正中菱形舌炎
42歳男性．口内の灼熱感を主訴に受診し，舌背中央に肥厚性の病変と対応する口蓋に紅斑を認めた．患部より C. albicans が検出された（上川善昭博士提供）．

り，舌，口唇や口蓋にも発症する．角化異常を伴う白色病変であることから網目状やレース状，環状を呈し，発赤，びらん，潰瘍などを伴っている場合が多い．網状型のものは自覚症状も軽度で自然治癒も期待できるが，びらんや潰瘍を伴うものは疼痛が強く，難治性であるとされている．

鑑別診断は口腔扁平苔癬の白色部は擦過しても除去できないのに対して，偽膜性カンジダ症の白苔は容易に除去できる．

口腔扁平苔癬と口腔カンジダ症の関連は，
① 本疾患の表面性状はざらつきや凹凸不正などを呈し，不潔になりやすく二次性のカンジダ症が合併しやすい．
② 治療においてしばしば副腎皮質ホルモンが使用され，結果として二次性カンジダ症

4章　口腔カンジダが関連する疾患

Column

口蓋部（Kissing lesion）の正中菱形舌炎とは

通常，正中菱形舌炎は舌に生じる．しかし，硬口蓋正中部の Kissing lesion とよばれている部位に表面平滑な赤色斑がみられることがある（図）[1]．同部からは舌と同種の Candida が検出されたことから正中菱形舌炎が口蓋に感染したと考えられ，さらに，AIDS の一症候とも考えられている．

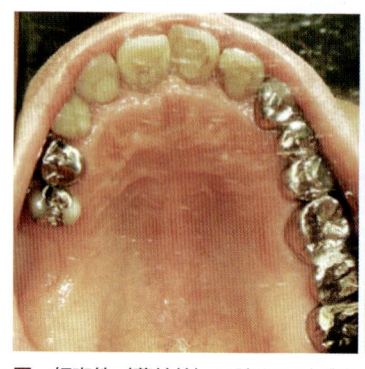

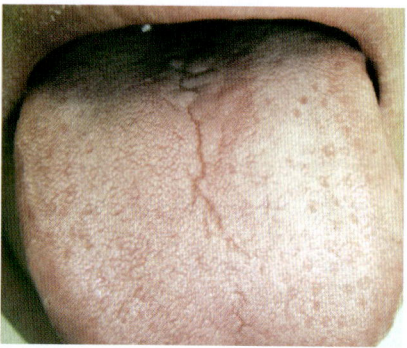

図　紅斑性（萎縮性）口腔カンジダ症と正中菱形舌炎
ミコナゾール・ゲル剤を 100mg/日（毎食後4回）で7日間投与した．
灼熱感はすみやかに消退し，舌背中央と口蓋の病変も消失した（上川善昭博士提供）．

参考文献
1) Goregen M et al. : Median rhomboid glossitis : A clinical and microbiological study. *Eur J Dent*, 5（4）: 367-372, 2011.

を惹起しやすくなる．
③ 本疾患は悪性転化の可能性があるために，**口腔前がん病変（口腔潜在的悪性疾患，(oral potentially malignant disorders)）**とされており（白板症は前がん病変），特にカンジダ症との合併が悪性化の要因の1つとされている．

などがあげられる．

Lundstrom ら[6] は抗真菌薬の使用によって口腔扁平苔癬の 90％に効果がみられたと報告し，Lodi ら[7] はびらん型や症状のある本疾患の治療に副腎皮質ホルモンと抗真菌薬の併用を報告している．Jainkittivong ら[8] は副腎皮質ホルモンで治療中の扁平苔癬患者の口腔内はカンジダが優位を占めていると述べている．また，Carbone ら[9] は皮膚の扁平苔癬に比べて，口腔扁平苔癬は慢性でがん化の可能性があり，自然治癒は難しいと報告している．Lodi ら[7] はカンジダが本疾患のがん化に何らかの役割を果たしている可能性を示唆しており，Sarode ら[10] は C. albicans は発がん物質（ニトロソアミン）を産

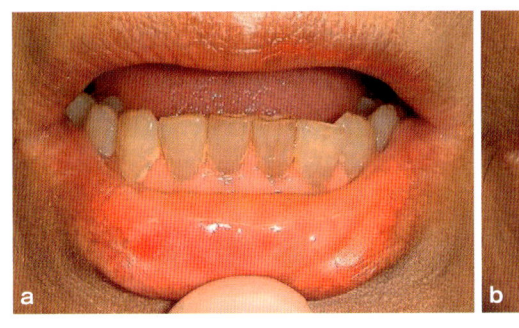

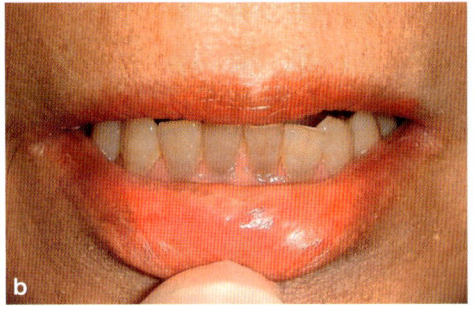

図4-11 口腔扁平苔癬①
a：66歳女性．下唇の扁平苔癬．軽度のびらんを伴い，前医での副腎皮質ホルモンは無効であった．
b：抗真菌剤（ミコナゾール・ゲル剤）投与1週間でびらんは改善し，軽度の白色変化を残すのみとなった．

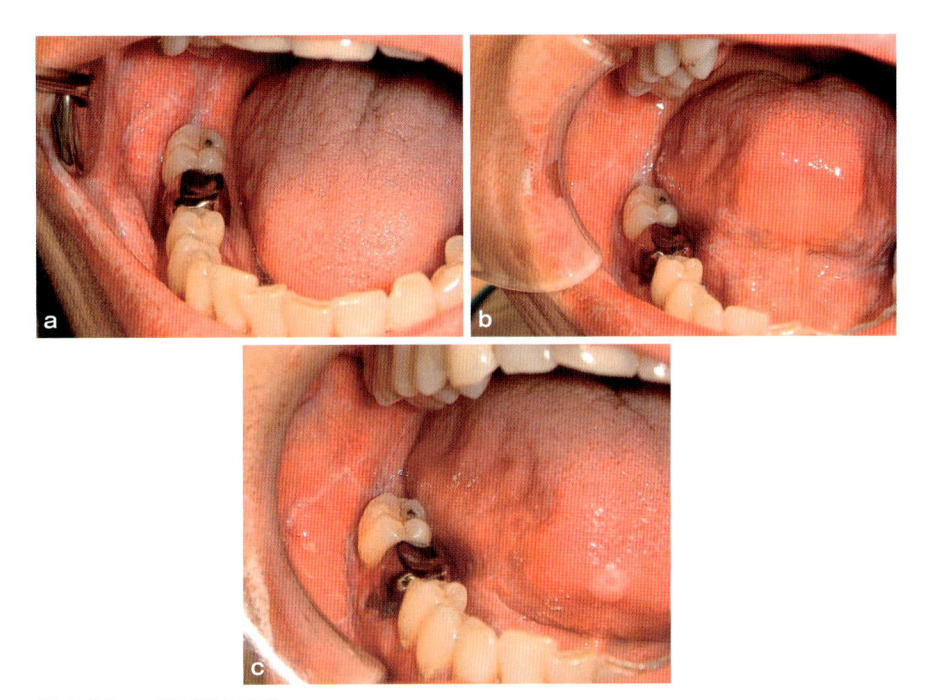

図4-12 口腔扁平苔癬②
a：72歳女性．好発部位である頰粘膜の扁平苔癬．白色網状変化とびらんが混在しており，摂食時痛を訴えた．副腎皮質ホルモン軟膏を処方するも2週間後ほとんど変化を認めなかった．
b：初診時に行った細菌検査では *Candida* 属は培養されなかったが，副腎皮質ホルモン無効であったため，抗真菌薬を投与したところ2週間後にびらんはかなり改善し，摂食時痛も軽減した．
c：この時点で再度副腎皮質ホルモン塗布を指示したところ，びらんはさらに改善し白色レース状病変を残すのみとなった．

生し，口腔扁平苔癬と口腔カンジダ症はともに粘膜上皮がん化に関連するため，扁平苔癬ではカンジダ症を無視できないとして，口腔扁平苔癬とカンジダの関連は深いと述べている．

　本病因は，歯科用金属のアレルギー，C型肝炎ウイルス，内分泌異常，免疫異常，精神的ストレスなどが検討されているが，詳細は不明である．いずれにせよカンジダは病因ではないものの上述のように口腔扁平苔癬の慢性化や難治化，さらには悪性化に関与

4章　口腔カンジダが関連する疾患　41

していると考えられ，単に除去できない白色病変は口腔扁平苔癬，除去できるものは口腔カンジダ症と画一的に扱うのではなく，治療にあたっては絶えずカンジダ症の併発を注意する必要がある（図4-11，12）．

参考文献

1) Goregen M et al.：Median rhomboid glossitis：A clinical and microbiological study. *Eur J Dent*, 5 (4)：367-372, 2011.
2) 石川梧朗監修：口腔病理学Ⅱ 第3刷，永末書店，京都，1986, 21.
3) Cooke BED：Median rhomboid glossitis. *Br J Dermatol*, 96：399-405, 1975.
4) Wright BA：Median rhomboid glossitis, Not a misnomer. *Oral Surg*, 46 (6)：806-814, 1978.
5) 東 禹彦ほか：正中菱形舌炎とカンジダ感染，皮膚，34 (1)：27-32, 1992.
6) Lundstrom IMC, et al：Candida in patients with oral lichen planus. *Int J Oral Surg* 13 (3)：226-238, 1984.
7) Lodi G, et al.：Current controversies in oral lichen planus：Report of an international consensus meeting. Part 2. Clinical management and malignant transformation. *Oral Surg Oral Med Oral Pathol Oral Radiol Endod* 100 (1)：164-178, 2005.
8) Jainkittivong A, et al.：*Candida* in oral lichen planus patients undergoing topical steroid therapy. *Oral Surg Oral Med Oral Pathol Oral Radiol Endod* 104 (1)：61-66, 2007.
9) Carbone M, et al.：Course of oral lichen planus：a retrospective study of 808 northern Italian patients. *Oral Dis* 15 (3)：235-43, 2009.
10) Sarode SC, et al.：Therapeutic aspect of oral lichen planus in context to accompanying candidal infection. *Oral Oncology* 50：e34, 2014.

4．Q＆A

Q 舌痛症に抗真菌薬は効きますか．

A 舌痛症（バーニングマウスシンドローム）は口腔に器質的変化が認められずに疼痛を訴える疾患で抗真菌薬は効きません．口腔カンジダ症では舌など口腔内の疼痛を認めることが多く，その多くが視診では診断のつきにくい紅斑性（萎縮性）カンジダ症ですので抗真菌薬が効きます．つまり，舌痛を訴える疾患には紅斑性カンジダ症が多いので抗真菌薬が効いているのです．そのためカンジダ検査を行うことが重要です．

Column

歯周病とカンジダ

歯周病の原因が口腔カンジダによるとの報道以来[1]，歯周病とカンジダの関連についての社会的関心が高まっています．しかしその結論はいまだ定まっていません．そこで筆者は，40歳と50歳の成人歯周病検診受診者82名（男16名，女66名）を対象として歯周病とカンジダの関連について調べました．方法は口腔検診でCPI（Community Periodontal Index）を調べるとともに，生食水10mLを30秒間含嗽して回収した含嗽液をCHROMagar CANDIA（日本 B & D）上に播種し36℃で48時間培養しカンジダの集落形成について調べ，カンジダ集落が認められたものをカンジダ陽性としました．結果は表に示すとおり，男女のグループ間，40歳と50歳のグループ間では口腔カンジダの保菌率には有意差はありませんでしたが，CPIが+だったグループでは有意に（$P<0.01$）高率でカンジダの保菌が認められました．（表4-2）

カンジダは口腔常在菌とされていますが，保菌率は29.3%でした．女性や高齢になるほど口腔カンジダ症が多いとされていますが[2,3]，本調査では有意差はありませんでした．しかし，歯周病に罹患しているグループでは有意に高率にカンジダが検出されました．これをもってカンジダが歯周病の原因であるとはいえません．歯周炎の部位にカンジダが二次的に感染したことも否定できません．しかし，歯周炎とカンジダには関連があり，抗真菌薬が奏効する症例がある可能性を示唆しています．

表4-2 歯周病とカンジダの関連について

カンジダ	+	−	計
男性	4	12	16
女性	20	46	66
計	24	58	82

カンジダ	+	−	計
40歳	11	38	49
50歳	13	20	33
計	24	58	82

カンジダ	+	−	計
CPI +	18*	15	33
CPI −	6	43	49

(*$p<0.01$)

参考文献

1) 朝日新聞社会面記事：歯周病，抗かび剤が効く？ 平成11年6月8日付.
2) 後藤 隼, 山崎 裕, 佐藤 淳 他：在宅自立高齢者における口腔カンジダ菌の保菌状態に関する調査, 北海道歯誌, 32：210-221, 2012.
3) 加藤卓己, 山崎 裕, 佐藤 淳ほか：在宅自立高齢者における口腔カンジダ菌の保菌状態に関する再調査, 北海道歯誌, 33：121-139, 2013.

5章 口腔カンジダ症の薬物療法

1．抗真菌薬の使用法

1）アムホテリシンBシロップ（ポリエンマクロライド薬）
(1) アムホテリシンBの適応ならびに抗真菌薬における位置づけ

　抗真菌薬には，抗真菌抗菌物質の**ポリエン系**，**キャンディン系**と，合成抗真菌薬の**イミダゾール系**，**トリアゾール系**，**フッ化ピリミジン系**，**アリルアミン系**，**チオカバメート系**がある[1,2]．抗真菌薬は病態に応じて選択される．真菌症は通常3つのカテゴリーに大別されている．**表在性真菌症**，**深在性真菌症**，**深部皮膚真菌症**の3つで，この分け方は治療法と密接に関連している[2]．表在性真菌症とは，感染が皮膚や粘膜の扁平上皮の表層にとどまり皮下組織や粘膜下組織に波及することのない真菌症をいう[2]．表在性真菌症は外用抗真菌薬による局所療法が適応となる．局所療法が奏効しない場合に全身療法薬（注射薬，経口薬）が用いられる[3]．深在性真菌症や深部皮膚真菌症は，より侵襲的な状態で，一般的に全身療法薬が適応となる（**表5-1**）[1,2]．

　消化管カンジダ症には，**口腔咽頭カンジダ症**，**食道カンジダ症**，**下部消化管カンジダ症**がある．口腔カンジダ症の多くは表在性カンジダ症であるため，局所療法薬が適応となる（**表5-2**）[2]．アムホテリシンBシロップ（ファンギゾンシロップ 100mg/mL）もこの範疇である．これとは別に，わが国では一般的ではないが，局所療法が可能な薬剤としてフルコナゾール懸濁液がある[4-8]．

　口腔カンジダ症の中には深在性口腔カンジダ症があり，また表在性口腔カンジダ症においても難治性または再発を繰り返す例がある．これらには全身療法薬が適応となる．全身療法薬は，口腔カンジダ症，口腔咽頭カンジダ症，消化管カンジダ症，消化器カンジダ症の適応病名がある薬剤の中から適用される（**表5-1**）．『深在性真菌症の診断・治療ガイドライン2014』では，深在性口腔咽頭カンジダ症の第一選択薬はフルコナゾール経口投与と[9]，イトラコナゾール内用液またはカプセル剤の経口投与[10]となっている（奨励度エビデンスレベルAI）[11]．

　以上のように，アムホテリシンBシロップは，口腔カンジダ症の表在性カンジダ症に対して局所療法として用いられる抗真菌抗菌物質として位置づけられている．

(2) アムホテリシンBの作用機序

　アムホテリシンBは，感受性真菌の細胞膜成分であるエルゴステロールと結合するこ

表 5-1 深在性真菌症治療薬としての抗真菌薬（文献[2]を参考にして作成）

分類	一般名	商品名	適応
ポリエン系	アムホテリシンB	ファンギゾン注射用	深在性真菌症
	アムホテリシンBリポソーム製剤	アムビゾーム点滴静注用	播種性真菌症，真菌血症
キャンディン系	ミカファンギン	ファンガード点滴用	＊
イミダゾール系	ミコナゾール	フロリードＦ注	＊
トリアゾール系	フルコナゾール	ジフルカン注射液	＊
		ジフルカンカプセル	＊
		ジフルカンドライシロップ	＊
	ホスフルコナゾール	プロジフ静注液	＊
	イトラコナゾール	イトリゾール注	＊
		イトリゾールカプセル	＊口腔カンジダ症
		イトリゾール内用液	＊口腔咽頭カンジダ症，食道カンジダ症
	ボリコナゾール	ブイフェンド静注用	難治性真菌感染症
		ブイフェンド錠	＊食道カンジダ症
		ブイフェンドドライシロップ	＊食道カンジダ症
ピリミジン系	フルシトシン	アンコチル錠	＊

＊消化管（消化器）カンジダ症の適応がある薬剤

表 5-2 表在性カンジダ症としての口腔カンジダ症に局所療法として用いられる主な抗真菌薬（文献[2]を参考にして作成）

分類	一般名	商品名	適応
ポリエン系	アムホテリシンB	ファンギゾンシロップ	消化管におけるカンジダ異常増殖
イミダゾール系	ミコナゾール	フロリードゲル経口用	口腔カンジダ症，食道カンジダ症
	クロトリマゾール	エンペシドトローチ	HIV感染者における口腔カンジダ症

とにより膜障害を起こし，細胞質成分の漏出が生じてその真菌を死滅させる[1, 2]．

（3）アムホテリシンBの抗真菌作用と耐性

アムホテリシンBは，カンジダ属，アスペルギルス属などの病原真菌に対し抗菌力を示すが，Gram陽性菌，Gram陰性菌，リケッチア，ウイルスには抗菌活性を示さない[12]．アムホテリシンBは，長年にわたって使用され続けられてきたが，耐性菌の出現はまれである[2, 13]．

（4）アムホテリシンBの薬物動態

アムホテリシンBは経口投与しても消化管からはほとんど吸収されない[12]ので深在性の真菌感染症に対してシロップ剤は無効である．

(5) アムホテリシンBの副作用

ファンギゾンシロップ100mg/mLの主な副作用として，食欲不振，悪心，腹部膨満感，下痢，嘔吐が報告されている[5, 12]．他の薬剤と同様に，重大な副作用として皮膚粘膜眼症候群〔Stevens-Johnson（スティーブンス・ジョンソン）症候群〕，中毒性表皮壊死症〔Lyell（ライエル）症候群〕の可能性を常に念頭に置く必要がある．

(6) アムホテリシンBシロップの使用頻度

アムホテリシンBシロップは，全国私立歯科大学附属病院18施設の2002年の調査報告では13施設で使用されており，全抗真菌薬使用量の67％をアムホテリシンBシロップが占めていた[14]．1993年3月にフロリードゲル経口用2％の販売が開始されて以降，アゾール系の使用頻度が増加しているが，現在でもアムホテリシンBシロップの処方量は少なくないと推察される．

(7) アムホテリシンBシロップの用法と適用上の注意

添付文書には用法・用量として「通常小児に対し1回0.5〜1mL〔アムホテリシンBとして50〜100mg（力価）〕を1日2〜4回食後経口投与」と記載されている[12]．成人に関しては，妊婦，産婦，授乳婦などへの投与に関する使用上の注意喚起はあるものの，投与量の記載はない．

使用方法は「口腔内カンジダ症：舌で患部に広くゆきわたらせ，できるだけ長く含んだ後，嚥下させる」と，局所療法としての使用上の注意が明記されている[12]．すなわち**含嗽法**（がんかんほう）である．

ところが，わが国ではアムホテリシンBシロップを含嗽法で使用している施設は必ずしも多くない[14]．2002年の調査報告では，13施設中，含嗽法が4施設，**含嗽法**（がんそうほう）が9施設であり，含嗽法ではほとんどの場合，薬剤を希釈して使用している[14]．抗真菌効果は，口腔粘膜に付着する薬剤の濃度と滞留時間に依存すると考えられるが[15]，アムホテリシンBは，カンジダに対してpost-antifungal effect（PAFE）を有することもあり[16, 17]，濃度のみから**含嗽法**と**含嗽法**の効果を比較することは難しい．しかしながら，含嗽法では希釈倍率が低い場合のほうが（濃度が濃いほうが）希釈倍率が高い場合より有効性が高い[15]．さらに原液を口に含むほうが希釈した場合よりも口腔粘膜に付着する薬剤量は多いので，有効性は高いと推測される．このようなことから，添付文書に従い原液を用いた含嗽法が推奨される．なお，内服ならびに含嗽法は保険適応であるが，含嗽法は保険適応外である[3]．

投与量は，欧米ではアムホテリシンB懸濁液を1回に5mL（500mg力価）使用している[5, 6]．この量であれば確実に口腔粘膜全体に薬剤を付着させることができる．また，5mLは口に含んだあと簡単に吐き出すことができる量なので，含嗽法ではなく，シロップ剤を希釈せず原液で含嗽する方法も行える．わが国における含嗽法の使用量は1回

含嗽（がんそう）：水などの液体を含んでブクブク，ガラガラと口やのどをすすぐこと．
含嗽（がんかん）：水などの液体を含んで口内にとどめて，いきわたらせること．

1mLの施設が多い[14]．成人の含嗽法による投与量を，口腔全体に付着させることのできる最小量と設定するのが妥当だと仮定すると，1mLは少量なため口腔全体にいきわたらせるのが困難な場合もあることから[15]，1回1～2mLと幅を持たせる日本医真菌学会のガイドライン[3]は現実的である．

以上の理由から，成人の表在性口腔カンジダ症に対して，1回1mLを1回量とし1日3～4回含嗽法で使用する方法を基本として，必要に応じて1回2mLに増量する方法を推奨したい．

2）ミコナゾール・ゲル剤（アゾール系イミダゾール）

（1）用法・用量

ミコナゾール・ゲル剤（フロリートゲル経口用2％）には現在5g製剤（持田製薬）と20g製剤（昭和薬品化工）がある．通常，成人にはミコナゾールとして1日200～400mg（ミコナゾールゲル10～20g）を4回（毎食後および就寝前）に分け，口腔内にまんべんなく塗布し，できるだけ口腔内に長く含んだ後に嚥下する．

（2）薬剤の性状

ミコナゾール・ゲル剤はイミダゾール系の抗真菌薬で，カンジダ属のほかGram陽性球菌にも抗菌活性を有する．白色でわずかに甘いが，う蝕の心配はない．水には溶けないため，局所に高濃度で滞留し殺菌的に作用する．しかし，接触時間が比較的短いため1日4回の塗布が必要である．嚥下すると小腸からわずかに吸収され，肝臓で代謝される．本薬はチトクロームP-450（CYP）と親和性を有するため，これらで代謝される薬剤の代謝を阻害し，血中濃度を上昇させる可能性がある．多くの薬剤との相互作用が知られており，併用禁忌薬や併用注意薬が多い[18]．抗凝固薬のワーファリンは併用注意薬になっているが，服用量に関係なくPT-INR（プロトロンビン時間国際標準比）が上昇し，出血傾向が増加することが多いので併用禁忌薬に準ずべきと思われる[19]．アピキサバン（エリキュース）も併用注意薬であるがINRのようなモニタリングがないため，さらに慎重な投与が必要である．またプラザキサはイトラコナゾールとは併用禁忌であるが，ミコナゾール・ゲル剤との相互作用はないので併用は可能である．最近ではアスナプレビル(スンベプラ)などの新たなC型肝炎の抗ウイルス薬も併用禁忌となっている．

（3）使用方法

口腔内に塗布する際には，塗布前に粘膜表面の唾液を拭きとることが重要である．味が悪いとか気持ち悪くてどうしても嚥下できないケースでは吐き出し法もある[20]．義歯使用患者では，義歯の粘膜面のみに塗布する方法もある[21]．使用回数は原則的には1日4回であるが，3回でも効果は期待できる．紅斑性カンジダ症では使用当初，ミコナゾール・ゲル剤がしみることがあるが，改善するとともにしみなくなるので塗布を継続するように指導する．嚥下障害患者でもゼリーの摂取が可能であれば塗布が可能となる．

（4）適応症

ミコナゾール・ゲル剤は，あらゆるタイプの口腔カンジダ症に有効である．口唇炎・

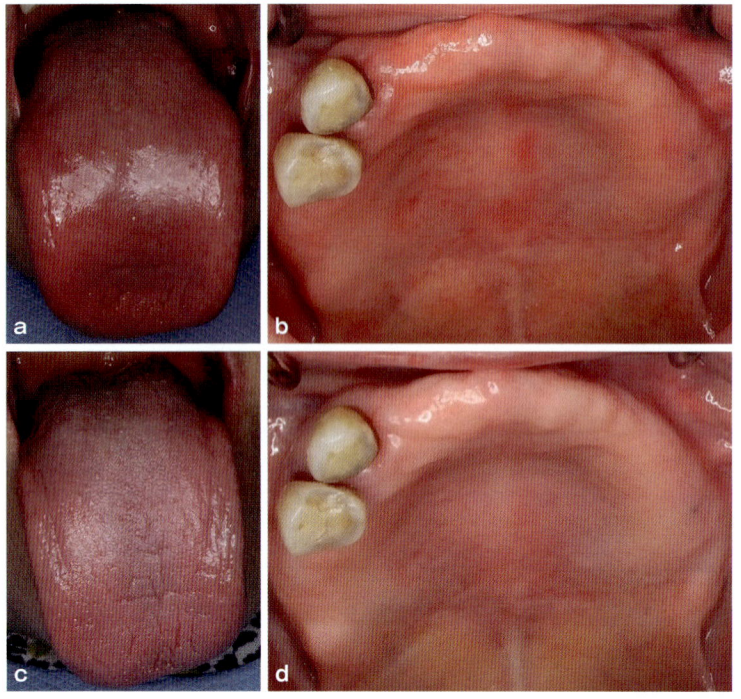

図 5-1　Sjögren 症候群
70代女性．舌背粘膜は高度に萎縮．口蓋にも紅斑を認める．ともに Gram 染色で菌糸を認め，C.albicans，C.glabrata，C.tropicalis が分離された．
a, b：治療前　舌背粘膜，口蓋粘膜紅斑性カンジダ症．
c, d：治療後　ミコナゾール・ゲル，10g/日，14日間．治療を開始して3週間後に真菌学的に陰性化を確認．5週間後の状態．

　口角炎を併発しているケースでは，口唇や口角にも塗布する．義歯性口内炎では義歯の粘膜面に塗布すれば効果が期待できる．口蓋垂，口蓋咽頭弓，口蓋舌弓などの咽頭に偽膜が認められる口腔・咽頭カンジダ症の場合，咽頭に直接塗布できなくても，舌背粘膜に塗布して嚥下することにより効果が期待できる（図 5-1）．

　多くの偽膜性カンジダ症では，服用を開始して3〜4日目に偽膜は消失するので，病変が広範囲でなければ1週間程度の塗布でも良い．紅斑性カンジダ症では必ずしも自覚症状（刺激痛）があるわけではないので，紅斑が改善してもカンジダ（菌糸）が残存することもあるので2週間塗布した後に培養検査を行い，真菌学的に効果判定する．とはいうもののカンジダ属は口腔常在菌であるため，完全な除菌を図ることは治療の目的ではない．

　近年，カンジダ属のアゾール系抗真菌薬に対する耐性株が増加しているが，局所的に高濃度で滞留させれば通常治療に難渋することはない．イトラコナゾール，フルコナゾールなどの経口抗真菌薬で誘導された耐性株によるカンジダ症にも，局所的に高濃度となるよう塗布すれば有効と思われる．

　放射線療法を受けている頭頸部領域のがん患者で唾液の分泌量が低下している場合でも，唾液中および局所的に高濃度となるため有効である．

(5) 臨床効果

メーカーの資料によると[18]，ミコナゾール・ゲル剤の真菌学的効果（菌消失率）80.2％，臨床効果（有効率）84.4％となっている．

(6) 副作用

ミコナゾール・ゲル剤の副作用は2.7％と少なく，主なものは嘔気，嘔吐や口腔内疼痛である[18]．

(7) 高齢者，妊婦，小児などへの投与

高齢者では薬のコンプライアンスが低下しやすいが，1日3回以上の塗布が必要である．妊婦に対しての安全性は確立されておらず使用は禁忌である．本薬は乳汁中に移行する可能性があり，授乳中は控えることが望ましい．小児などに対しては，わが国では使用経験が少ないため，安全性は確立されていない（欧州では生後4カ月以上の乳幼児の安全性は確立されている）．

3）イトラコナゾール

(1) イトリゾール（アゾール系トリアゾール）の作用機序

アゾール系薬剤は，ミコナゾール（フロリード），イトラコナゾール（イトリゾール）フルコナゾール（ジフルカン），ホスフルコナゾール（プロジフ），ボリコナゾール（ブイフェンド）の5種類が発売され，口腔カンジダ症の適応症を持つ薬剤は，ミコナゾールおよびイトラコナゾールである．ミコナゾールは2つの窒素がつくイミダゾール環をもつためイミダゾール系薬とよばれ，イトラコナゾールなどその他の薬物は3つの窒素がつくトリアゾール環をもつためトリアゾール系薬とよばれている．

アゾール系薬は小胞体でエルゴステロールの生成を阻害し，細胞膜のエルゴステロールの生成を減少させ，真菌細胞分裂阻害，細胞膜障害を起こす．ポリエン系薬（アムホテリシンB）は細胞膜のエルゴステロールに結合し，真菌を殺菌させる．キャンディン系（ミカファンギン，カスポファンギン）は細胞壁を構成する$1,3$-β-Dグルカンの合成を阻害して，真菌の細胞壁合成を阻害する（図5-2，3）．

表5-3 アゾール系薬剤の抗菌活性

a. フルコナゾール（ジフルカン），ホスフルコナゾール（プロジフ）	
C. albicans, C. tropicallis, C. parapsilosis に抗真菌活性が強い．	◎
C. glabrata, C. krusei に抗真菌活性が弱い．	△
アスペルギルスなどの糸状菌に抗真菌活性が弱い．	×
b. イトラコナゾール（イトリゾール）	
C. albicans, C. tropicallis, C. parapsilosis に抗真菌活性強い．	◎
C. glabrata, C. krusei に抗真菌活性がやや弱い．	○
アスペルギルスなどの糸状菌に抗真菌活性が弱い．	△
c. ボリコナゾール（ブイフェンド）	
アスペルギルスなどの糸状菌に抗真菌活性が強い．	◎

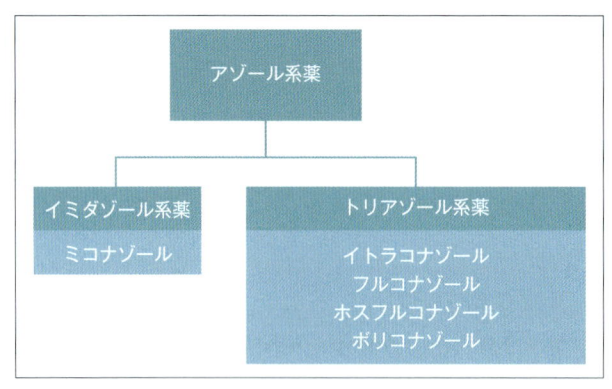

図 5-2　アゾール系薬

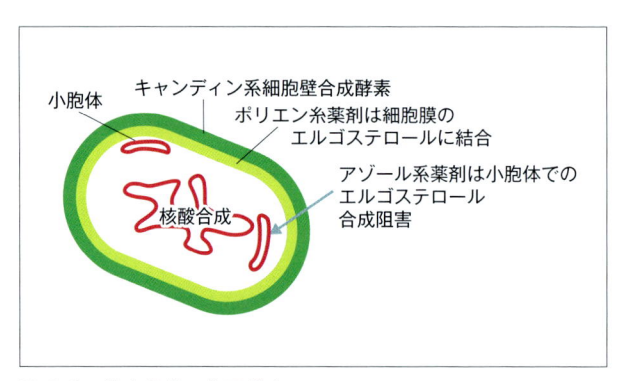

図 5-3　抗真菌薬の作用機序

表 5-4　口腔カンジダ適応抗真菌薬の真菌活性

真菌種	アムホテリシンB	ミコナゾール	イトラコナゾール	フルコナゾール（歯科保険適応外）
C.albicans	◎	○	◎	◎
Non-albicans candida	◎	○	○	△

表 5-5　抗凝固薬・抗菌剤・消炎鎮痛剤とイトラコナゾール併用禁忌・注意薬

一般名	症状	機序
リファンピシン フェニトイン イソニアジド フェノバルビタール エフェビレンツ ネビラピン	イトラコナゾールの血中濃度低下	肝薬物代謝酵素誘導によりイトラコナゾールの肝代謝が促進
H_2 ブロッカー プロトンポンプ阻害剤 制酸剤	イトラコナゾールの血中濃度低下	酸分泌量低下のためイトラコナゾールの溶解性が低下し吸収が低下

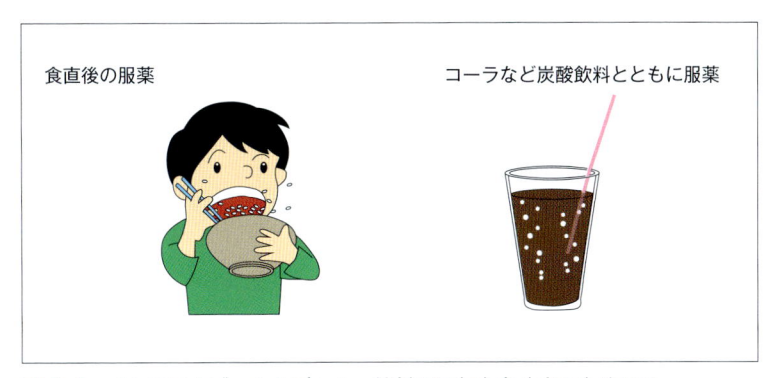

図 5-4　イトラコナゾールカプセル・錠剤の吸収を良くするためには

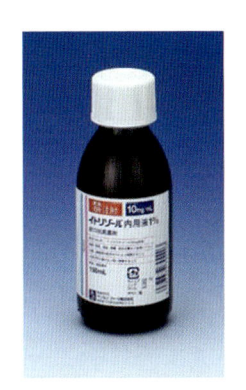

表 5-6　イトラコナゾール 200mg 単回投与時の薬物動態パラメーター

パラメータ	内用液	カプセル剤
Cmax (ng/mL)	688.3	215.6
Tmax (hr)	2.2	4.4
AUC (ng/hr/mL)	7.91	4.14
t1/2 (hr)	26.3	27.9

（イトリゾール内用液1％添付文書より改変 2014年6月改訂）

図 5-5　イトラコナゾール内用液1％
体内動態の改善．胃酸分泌抑制薬との併用が可能．

(2) イトラコナゾール（イトリゾール）の抗真菌活性（表 5-3, 4）

イトラコナゾールは C. albicans に対して抗真菌活性が強く，糸状菌に対して弱い．

(3) イトラコナゾールの特徴

①カプセル剤，錠剤，内用液，注射剤の4つの剤型がある．
②内用液は空腹時に服用するが，カプセル剤，錠剤は吸収率が低い．胃内 pH の影響を受けるので，食直後に服薬する．
③カプセル薬，錠剤は胃内 pH の影響を強く受けるので H_2 ブロッカー，プロトンポンプ阻害剤との併用は避けるか，投与間隔をあける．
④コーラなど炭酸飲料と一緒に服薬すると吸収が向上する（図 5-4）

(4) 薬物相互作用

pH 上昇による溶解性の低下による影響以外は内用液と同様のため次項に記載．

(5) 用法・用量

口腔カンジダ症：50～100mg，1日1回食直後に経口投与．

(6) 注意

①イトラコナゾールカプセル・錠剤は，イトラコナゾール内用液と吸収率が同等でないため，カプセル，錠剤から内用液に切り替える際は，血中濃度の上昇による副作

表 5-7 イトラコナゾールの用法・用量

内用液	カプセル剤・錠剤
・20mL（イトラコナゾールとして200mg）1日1回空腹時投与 ・数秒（2〜3秒）間，口の中に含みゆきわたらせた後，そのままゆっくり飲みこむ． ・添加物（ヒドロキシプロピル-β-シクロデキストリン）により下痢軟便が現れることがある（添付文書：下痢・軟便6%）．	・50〜100mg 1日1回食直後に経口投与

表 5-8 イトラコナゾール併用禁忌薬

薬剤名	症状	薬剤名	症状	
ピモジド キニジン ベプリジル	QT延長	エルゴタミン ジヒドロエルタゴミン エルゴメトリン メチルエルゴトミン	濃度上昇 血管攣縮	
トリアゾラム	トリアゾラムの血中濃度および半減期延長 催眠作用増強 AUC27倍	バルデナフィル	バルデナフィルの濃度，AUC上昇	
シンバスタチン	シンバスタチンの濃度上昇により横紋筋融解症が現れる AUC19倍	エプレレノン	濃度上昇	
アゼルニジピン ニソルジピン	濃度上昇	ブロナンセリン	濃度上昇	
アリスキレン	アリスキレン排泄阻害	シルナデフィル	濃度上昇	AUC10.5倍
ダビガドラン	ダビガドラン排泄阻害	タダラフィル	濃度上昇	AUC3倍
リオシグアト	濃度上昇	リバーロキサバン	排泄阻害	AUC1.7倍

表 5-9 抗凝固薬・抗菌薬・消炎鎮痛薬とイトラコナゾール併用禁忌・注意薬

薬剤名	症状	併用	薬剤名	症状	併用
ダビガトラン （プラザキサ）	ダビガトラン作用増強	禁忌	クラリスロマイシン （クラリス）	イトラコナゾールが阻害される	注意
リバーロキサバン （イグザレルト）	リバーロキサバン作用増強	禁忌	エリスロマイシン （エリスロシン）	イトラコナゾールが阻害される	注意
ワルファリン （ワーファリン）	ワルファリン作用増強	注意	シプロフロキサシン （シプロキサン）	イトラコナゾールが阻害される	注意
アピキサバン （エリキュース）	アピキサバン作用増強	注意	メロキシカム （モービック）	メロキシカムの濃度低下 Cmax64%減	注意

用の発現に注意が必要である．
②イトラコナゾール・錠剤からイトラコナゾール内用液に変更する際は，内用液の添加物による下痢，軟便の発現に注意する．

4）イトラコナゾール内用液（イトリゾール内用液）
（1）イトラコナゾール内用液の特徴
①イトラコナゾールカプセル剤・錠剤が溶解する際，胃内 pH の影響を強く受けるので，あらかじめ溶解した製剤で H_2 ブロッカー，プロトンポンプ阻害剤との併用による吸収阻害は認められない（**図 5-5**）．

②カプセル剤・錠剤に比べ安定した血中濃度が得られ，カプセル剤と比較して最高血中濃度は約 3 倍になる（**表 5-6**）．錠剤，カプセルから内用液に切り替える際は血中濃度の上昇による副作用の発現に注意が必要である．

③カプセル剤・錠剤と用法・用量が異なる（**表 5-7**）．

④口腔咽頭カンジダ症の場合は，数秒（2～3 秒）間，口の中に含みいきわたらせた（含嗽）後，そのままゆっくり飲みこむ．

⑤黄色〜微褐色澄明の液，チェリー様のにおいがする．

（2）薬物相互作用
①内用液は pH 上昇による溶解性の低下などの影響は認めない．

②肝のチトクローム P450　3A4（CYP3A4）で代謝される．主に，CYP3A4 および P 糖タンパクに対して阻害作用を示す．ピモジド（オーラップ），キニジン（硫酸キニジン），ベプリジル（ベプリコール），トリアゾラム（ハルシオン），シンバスタチン（リポバス），アゼルニジピン（カルブロック，レザルタス配合錠），ニソルジピン（バイミカード），エルゴタミン（クリアミン配合錠），ジヒドロエルゴタミン（ジヒデルゴット），バルデナフィル（レビトラ），エプレレノン（セララ），ブロナンセリン（ロナセン），シルデナフィル（レバチオ），タダラフィル（アドシルカ），アリスキレン（ラジレス），ダビガトラン（プラザキサ），リバーロキサバン（イグザレルト）など併用禁忌薬が多数ある（カプセル剤，錠剤も同様，**表 5-8**）．

③**表 5-9** に歯科観血処置時に問題となる抗凝固薬，抗菌薬で本剤と併用注意になっている薬剤を示した．その他の併用注意薬は添付文書を参照のこと．

参考文献

1）鎌滝哲也，田中千賀子ほか：New 薬理学 第 5 版．南江堂，東京，2007，511-540．
2）山口英世：病原真菌と真菌症　第 4 版．南山堂，東京，2007．
3）二木芳人ほか：日本医真菌学会侵襲性カンジダ症の診断・治療ガイドライン Executive summary 集．Medical Mycology Journal, 54：147-251, 2013.
4）Goins R.A., et al.：Comparison of fluconazole and nystatin oral suspensions for treatment of oral candidiasis in infants. *Pediatr Infect Dis J*, 21（12）：1165-1167, 2002.
5）Lefebvre J.L., et al.：A comparative study of the efficacy and safety of fluconazole oral suspension and amphotericin B oral suspension in cancer patients with mucositis. *Oral Oncol*, 38

(4)：337-342, 2002.
6) Taillandier J., et al.：A comparison of fluconazole oral suspension and amphotericin B oral suspension in older patients with oropharyngeal candidosis. Multicentre Study Group. *Age Ageing*, 29 (2)：117-123, 2000.
7) Garcia-Cuesta C., et al.：Current treatment of oral candidiasis：A literature review. *J Clin Exp Dent*, 6 (5)：e576-582, 2014.
8) ジフルカンドライシロップ添付文書情報. 2015. accessed 2015, Dec 2；http://www.pmda.go.jp/PmdaSearch/iyakuDetail/ResultDataSetPDF/671450_6290002R1027_1_04.
9) Pons V., et al.：Therapy for oropharyngeal candidiasis in HIV-infected patients：a randomized, prospective multicenter study of oral fluconazole versus clotrimazole troches. The Multicenter Study Group. *J Acquir Immune Defic Syndr*, 6 (2)：1311-1316, 1993.
10) Phillips P., et al.：A double-blind comparison of itraconazole oral solution and fluconazole capsules for the treatment of oropharyngeal candidiasis in patients with AIDS. *Clin Infect Dis*, 26 (6)：1368-1373, 1998.
11) 深在性真菌症のガイドライン作成委員会：深在性真菌症の診断・治療ガイドライン2007. 共和企画，東京，2007.
12) ファンギゾンシロップ100mg/mL 添付文書情報. 2010. accessed 2015, Dec 2；http://www.pmda.go.jp/PmdaSearch/iyakuDetail/ResultDataSetPDF/670605_6173001Q1047_1_03.
13) Kamikawa Y., et al.：Frequency of clinically isolated strains of oral Candida species at Kagoshima University Hospital, Japan, and their susceptibility to antifungal drugs in 2006-2007 and 2012-2013. *BMC Oral Health*, 14：14, 2014.
14) 田中秀弥ほか：歯科薬物療法に関する文献的検討（その2）口腔カンジダ症治療薬の使用実態とエビデンス. 歯科薬物療法, 21 (2)：75-81, 2002.
15) 岡本和己 ほか：口腔カンジダ症に対するFungizone syrup 含嗽法の臨床効果. 口科誌, 38 (3)：760-767, 1989.
16) Ellepola A.N., et al.：Post-antifungal effect and adhesion to buccal epithelial cells of oral Candida dubliniensis isolates subsequent to limited exposure to amphotericin B, ketoconazole and fluconazole. *J Investig Clin Dent*, 6 (3)：186-192, 2015.
17) Samaranayake Y.H., et al.：The post-antifungal effect (PAFE) of amphotericin B, nystatin, ketoconazole and 5-fluorocytosine and its impact on the colonization traits of Candida glabrata. *Med Mycol*, 48 (5)：725-734, 2010.
18) フロリードゲル経口用2%インタビューフォーム2015年5月改訂第3版. 東京, 持田製薬, 2015.
19) 吉田耕一郎, 二木芳人：抗真菌薬と抗凝固薬. 感染と抗菌薬4 (1)：105-107, 2001.
20) 田中久夫：口腔真菌症に対するフロリード®ゲル経口用の使用経験―嚥下法と吐き出し法の比較―. Prog. Med.17 (5)：1442-1446, 1997.
21) 岩渕博史, 角田和之, 内山公男ほか：ミコナゾールゲルの義歯基底面少量塗布療法 - 多数歯欠損症例の義歯を装着した口腔カンジダ症患者に対する試み -. 歯科薬物療法, 19 (1)：22-27, 2000.

2．各種含嗽剤の抗真菌活性と使用法

　口腔カンジダ症の治療は，抗真菌薬が最も効果的である．しかし，ミコナゾール・ゲル剤やイトラコナゾール内用液では併用禁忌，併用注意の薬物が多く，いわゆる有病者では使用が制限されることがある．また，口腔カンジダ症の発症リスクの高い患者や，口腔カンジダ症の治療後などでは再発予防が必要である．予防では抗真菌効果のある含嗽剤や口腔保湿剤が効果的であり，嚥下機能や口腔機能の低下した患者や介護の必要な患者に対しても応用できる利点がある（**図5-6**）．

1）7%ポビドンヨード希釈液（イソジンガーグル）

　細菌，真菌，ウイルスに対して殺菌，殺ウイルス作用がある．希釈したポビドンヨード液のほうが原液あるいは高濃度液より高い抗菌能力が得られる．口腔内における一般細菌，カンジダ，真菌にもポビドンヨード30倍希釈液での減少率が高いと報告されている[1]．

　使用方法は，15〜30倍に希釈した7%ポビドンヨード液を約30秒含嗽し，吐き出す．

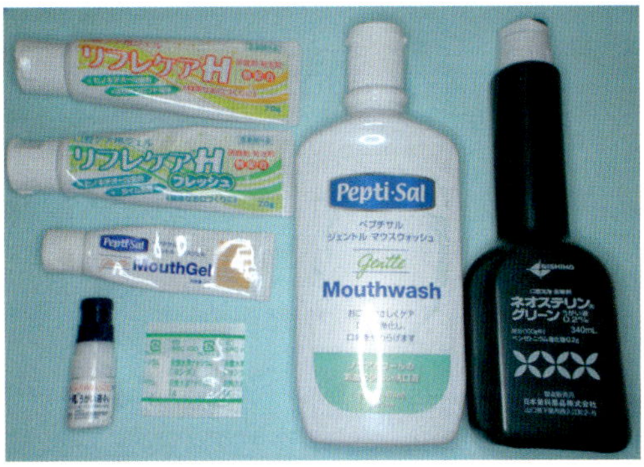

図5-6：各種含嗽剤と口腔化粧品 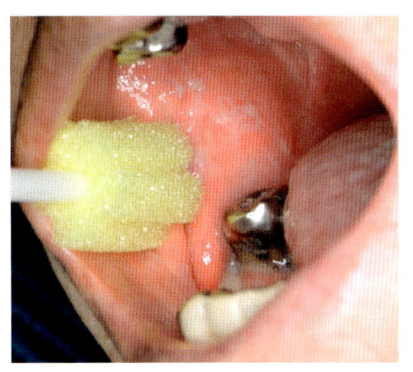　　　　図5-7：スポンジブラシを用いた口腔ケア

1日3回以上の含嗽が効果的である．嚥下障害がある場合や，寝たきりのため含嗽が行えない場合には，ポジショニングを確認し，誤嚥しないよう配慮したうえで，綿球またはスポンジブラシなどに含ませ，口腔内に塗布し，拭き取る．この際に，粘膜への刺激もあるため，粘膜を強くこすらないよう注意する．

ヨードに対し過敏症の既往歴のある患者や甲状腺機能亢進症の人には禁忌である．味に関しては個人により不快感を生じることや，長期間の使用による歯の着色などが問題となる．また，歯周病治療によく使用されるミノサイクリンとキレートを形成する．

2）薬用リステリン

比較的よく使用されている含嗽剤で，1.8-シネオール，チモール，サリチル酸メチル，ℓ-メントールの成分で構成されており，それぞれに殺菌作用があるが，この4種類を組み合わせることにより，迅速な殺菌効果が期待される．口腔内の一般細菌，カンジダ，真菌に対しても薬用リステリンによる減少率が高いと報告されている．これに加えて，長期使用後にも口腔細菌叢を変化させず，日和見病原体の増加や耐性菌の出現も認めないと報告されている[1]．使用方法はブラッシングなどの機械的清掃の後に約20mLを口に含み，30秒間含嗽し，吐き出す．1日2回の含嗽が推奨されている．薬用リステリンを使用する際には，アルコールの為害作用のリスクを勘案し，12歳以下の小児，アルコール依存症患者，アルコール代謝遺伝子欠乏者，口腔乾燥症患者，あるいは口腔粘膜に炎症がみられる場合などでは使用を控える．このような場合はノンアルコールタイプのものを選択する．

3）ネオステリングリーンうがい液0.2％

本剤の主成分はベンゼトニウム塩化物であり，陽イオン界面活性剤で，芽胞のない細菌や真菌に抗菌力を有し，Gram陽性菌には低濃度で効果を示し，毒性も低い．使用方法は，0.004％（50倍）に希釈した溶液を約15〜30秒含嗽し，吐き出す．使用制限はない．1日に数回使用する．個人や口腔内の状況により，刺激感を感じることがある．

5章　口腔カンジダ症の薬物療法

4）炭酸水素ナトリウム水溶液（重曹水）

　炭酸水素ナトリウム水溶液は，炭酸水素ナトリウム（NaHCO$_3$）を水に溶かして1〜2％に希釈したものである．口腔ケアの際にしばしば使用されている．カンジダはpH4.0の酸性の口腔内で増殖するが，1〜2％炭酸水素ナトリウム水溶液はpH7.9〜8.4の弱アルカリ性であることから，口腔カンジダ症にも効果的と考えられている．使用方法は，1〜2％炭酸水素ナトリウム水溶液をスポンジブラシに含ませ，硬く絞り，口腔内の頬粘膜，口蓋，歯肉，舌などを清拭する（図5-7）．炭酸ナトリウム水溶液に抗真菌活性はないが，上述の理由からカンジダに対して効果が期待される．また，炭酸水素ナトリウムとアズレンスルフォン酸ナトリウム水和物を主成分としたハチアズレは，アズレンスルフォン酸による粘膜の保護修復作用も期待され，より効果的である．

5）ペプチサル

　ペプチサルには，抗真菌作用があるナイシン，ポリリジン，ラクトフェリンが配合されている．臨床データはないものの抗真菌効果が期待される．保湿成分も含まれているため，口腔乾燥症にも有効である．また，発泡洗浄剤（ラウリル硫酸ナトリウム）やアルコール，パラベンなどは配合されていないため，粘膜炎のある場合でも使用が可能である．使用方法は，本剤を約10mL含み，口腔内にいきわたらせるように30秒含嗽し，吐き出す．1日に3〜5回が目安ではあるが，何度でも使用可能である．また，同一成分を含む歯磨剤や保湿剤もある．しかし，成分の一部に牛乳やナッツ類などに由来する成分を含んでいるため，アレルギーに注意する．

6）リフレケアH

　リフレケアHは有効成分ヒノキチオールが含まれている保湿剤で，研磨剤や発泡剤を含まないため，粘膜のケアにも効果的である．動物実験で*C. albicans*の舌への定着抑制効果が認められている．使用方法としては，手指または歯ブラシやスポンジブラシにリフレケアHを適量とり，口腔内の頬粘膜・口蓋・歯肉・舌などに塗布する．その際に，マッサージを行い唾液の分泌を促進させるとより効果的である．リフレケアHはジェル状の保湿剤のため，含嗽を行うことができない寝たきりの患者や，嚥下障害のある患者にも使用することができる．

参考文献

1）笹岡邦典, 茂木健司, 神野恵治 ほか. 各種口腔ケアの効果に関する検討-口腔常在菌数を指標として（第2報）各種含嗽剤による含嗽効果の検討, The KITAKANTO medical journal ,58(1)：1343-2826,2008.

Column

治療薬の選択

各薬剤の特徴，剤形を考慮して使用することが必要です．口腔カンジダ症は感染症なので，原因菌に効果のあるお薬を選ぶ必要があります．**表**にわが国で口腔カンジダ症に保険適応のある薬剤の特徴を示します．

・抗真菌活性と剤形の違い

一般的にアムホテリシン B は殺菌的ですべてのカンジダによく効くとされています．一方，アゾール系である MCZ，ITCZ は *C. albicans* 以外（non-albicans）のカンジダには効果が低いとされています．しかし，それはカプセル剤の場合で，ゲル剤や内用液は口腔粘膜患部では直接カンジダに高い濃度で触れて直接作用を表します．特に内用液は腸管からもよく吸収されて二重に効くため効果的で深部真菌症である肥厚性カンジダ症に有効です．ゲル剤は粘性があり口腔粘膜患部に長時間滞留するのでこれも効果的で，特にカンジダによる口角炎，口唇炎に効果的です．口腔徐放錠は 1 日 1 回犬歯窩に挿入するだけで使用が簡便です．

・併用禁忌薬の問題

アゾール系（MCZ，ITCZ）は真菌の細胞壁を作る酵素チトクロム P450（CYP）を阻害して効果を現しますが，この酵素はヒトの肝臓の薬物を代謝する酵素のうちのあるものと同じです．したがって，この酵素によって代謝される他のお薬を効きやすくしてしまいます．このような薬とは併用できなかったり，併用には注意が必要だったりします．ある種の催眠薬では併用により代謝時間が長くなり血中濃度が高くなってしまいます．併用薬には十分な注意が必要です．

・安全な薬

どの薬も必ずしも安全とは限りませんが，AMPH-B は併用禁忌や併用注意が少なく問題ないとされています．しかし，AMPH-B に対してアレルギーのある人もいますので注意が必要です．シロップなのでお口に広がりやすいのですが，直接作用（腸管からは吸収されにくい）ですので，なるべく長い時間お口に含んでおくこと（含嗽，p.46参照）が肝要です．原液ではしみることがありますので，50 倍程度に薄めて使用することもあります．

表 口腔カンジダ症治療薬の特徴

商品名	剤形	腸管からの吸収	抗真菌活性	作用機序
ハリゾンシロップ 100mg ファンギゾンシロップ 100mg （AMPH-B）	シロップ	わずかに吸収	殺菌的	直接作用
フロリードゲル経口用 2%5g （MCZ）	ゲル	わずかに吸収	静菌的 non-albicans にやや低い	直接作用
イトラートカプセル 50（ITCZ） イトリゾールカプセル 50（ITCZ）	カプセル	あり	静菌的 non-albicans にやや低い	血中より作用 血中より作用
イトリゾール内用液 1％（ITCZ）	内用液	あり		直接作用 血中より作用
オラビ錠口腔用 50mg	口腔徐放錠	あり	静菌的 non-albicans にやや低い	直接作用 血中より作用

6章 口腔カンジダ症の予防

1．口腔カンジダ症の発生機序と予防

　カンジダが口腔粘膜上皮表面に付着・増殖し，粘膜下へ侵入して口腔カンジダ症が生じる．カンジダは空気中からあるいは食物に付着して口腔に入ってくるが，大部分は唾液の自浄作用により咽頭，食道へと押し流され通過するので，口腔常在菌とされているが通常は定着することはない[1]．

　口腔カンジダ症の発生機序は一次付着，二次付着，粘膜下への侵入である[2]．カンジダ酵母と粘膜上皮がファンデルワールス力（分子間力）で物理的に引き合って一次付着するが力は弱く（図6-1a），うがいや唾液の自浄作用で容易に剥離する．一次付着が持続すると酵母と粘膜上皮の間を唾液や血液のタンパクが架橋し二次付着する（図6-1b）．この力はやや強いもののブラッシングで容易に剥離する．さらに二次付着が持続するとカンジダは仮性菌糸を伸ばして付着器により粘膜上皮と強固に付着し，上皮細胞の間隙から上皮下に侵入する（図6-1c，図6-2）[1,2]．この力は強く，含嗽やブラッシングでは除去できないので抗真菌薬を使用する必要がある．口腔カンジダ症は，物理的刺激による炎症部位に通過菌（酵母形）だったカンジダが定着（酵母が定着し仮性菌糸形と変化）することにより生じるともいえる[1]．口腔ケアを入念に行い，一次付着や二次付着のうちにカンジダを除菌すれば，容易に予防できる．

1）カンジダを意識した口腔ケア

　高齢者では義歯装着率が高く，義歯とカンジダには相関がある．義歯装着者のデンチャープラークからは C. albicans だけではなく C. glabrata が検出されることが多く[3,4]，一般的に C. glabrata にはアゾール系抗真菌薬が効きにくいので注意が必要である．

（1）義歯清掃の注意事項

　義歯清掃ではカンジダに対して効力のある義歯洗浄剤を使用しなければ効果は低く，単にブラシでこすったり，カンジダに効力のない洗浄剤を使用しても口腔カンジダ症は予防できない．カンジダに効力があることが明記されたピカ（ロート製薬），ポリデントFP（GC）や哺乳瓶洗浄剤の Milton（キョーリン製薬）が有効（図6-3）だが Milton は塩素を含んでいるので金属を使用した金属床義歯や部分床義歯では注意が必要であ

図6-1 口腔カンジダ症の発生機序

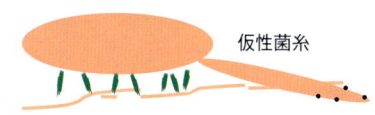

a 一次付着：カンジダ酵母と口腔粘膜上皮は物理的な力で引き合って一次付着するが，その力は弱く，うがいや唾液の自浄作用で容易に除去できる．

b 二次付着：酵母と粘膜上皮は唾液や血液のタンパクを介在させ二次付着する．一時付着に比べると力は強いが，ブラッシングで容易に除去できる．

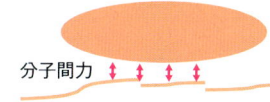

c 上皮下への侵入：カンジダは菌糸を伸ばして付着器で粘膜上皮と強固に付着し，さらに上皮細胞の間隙から上皮下に侵入する．抗真菌薬を使用しなければ除去できない．

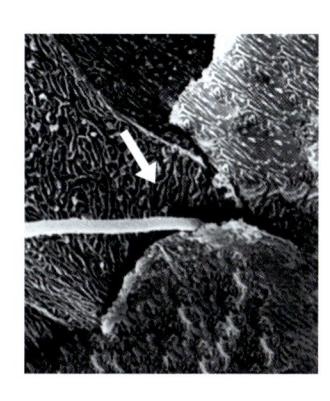

図6-2 口腔カンジダ症の走査型電子顕微鏡写真
カンジダ仮性菌糸が上皮細胞の間隙から上皮下へ侵入（矢印）している（×5,000）．

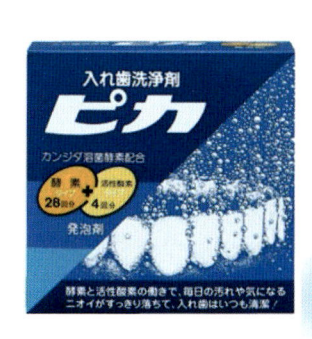

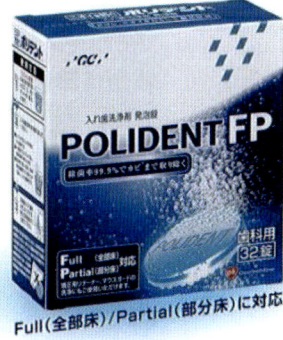

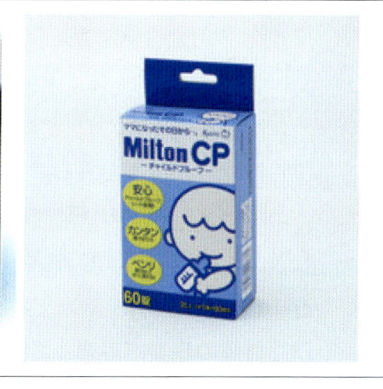

図6-3 カンジダに効力のある洗浄剤
（左から）ピカ（ロート製薬），ポリデントFP（ジーシー），Milton（キョーリン製薬）．

る[5]．義歯材料の表面には凹凸がありカンジダがバイオフィルムを形成しやすい（図6-4）ので洗浄剤の効果が低下する[5]．バイオフィルムの除去には超音波洗浄が有効で，川崎は義歯を15分間超音波洗浄すれば付着したカンジダの大部分が除去できたと報告している[6]．口腔カンジダ症を反復して発症する症例では義歯新製も考慮するべきである．

6章　口腔カンジダ症の予防　59

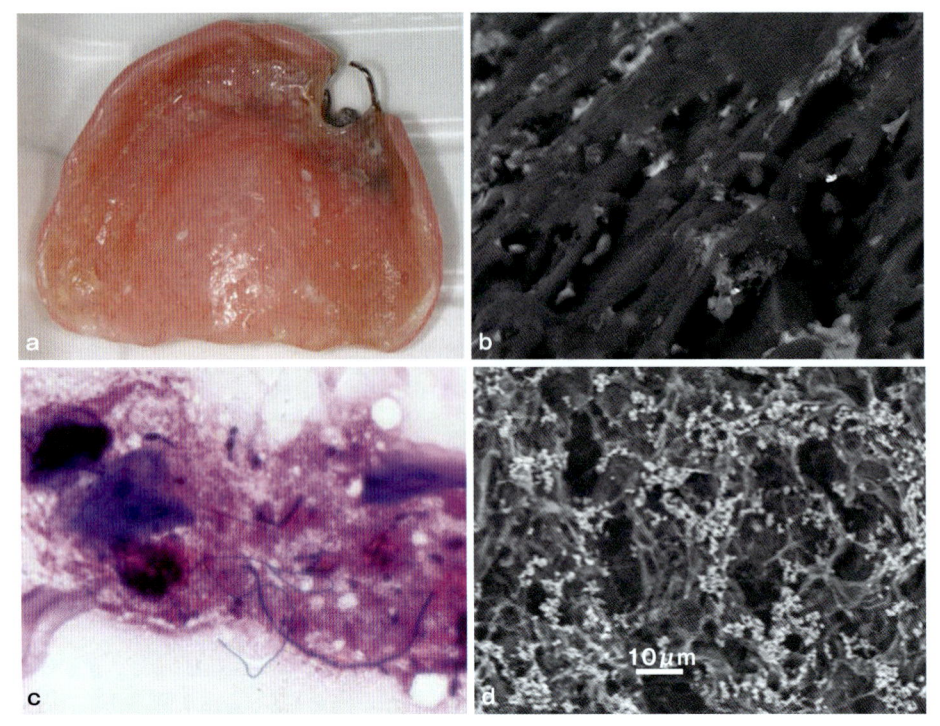

図 6-4　義歯表面に形成されたバイオフィルム
a：70 歳代男性．咬合痛を訴えて義歯調整を行ったが軽快せずに紹介され受診した．口蓋部に点状発赤が認められ，相当する義歯床粘膜面にはデンチャープラークが認められた．
b：a の義歯床表面の走査型電子顕微鏡写真（×2,500）．
義歯床表面は凹凸不整で小窩が多数存在しカンジダ酵母が多数付着しているのが認められた．
c：デンチャープラークの Gram 染色写真（×600）．
カンジダの酵母と仮性菌糸が認められる．
d：デンチャープラークの低真空走査型電子顕微鏡写真（×1,500）．
カンジダの仮性菌糸と酵母が密に絡み合い，球菌（細菌）が密集してバイオフィルムを形成している．

（2）口腔常在菌叢を護ることが重要

　口腔カンジダ症の予防では口腔清掃による口腔ケアが不可欠だが，口腔ケアでは消毒と異なり皮膚や粘膜を保護している常在細菌叢を保持しなければならない．殺菌力のあるヨード，アルコールなどを含有した含嗽薬を長期連用してはならない[5]．

（3）口腔の保湿が重要

　唾液に含まれたムチンは粘性があり口腔粘膜を物理的傷害から保護し，唾液酵素であるリゾチーム，ラクトフェリンやラクトペルオキシダーゼは口腔の免疫を担っている．唾液は多量に分泌されて侵入してきた細菌や異物を洗い流す自浄作用を持つ[7-9]．口腔カンジダ症を予防するには唾液の分泌を促進して口腔乾燥を防ぎ，唾液の自浄作用を高めることが重要であるので，**口腔筋機能訓練**を行うと良い．また口腔常在細菌叢を保ちながら口腔ケアを行うには唾液抗菌酵素の配合の口腔化粧品が有効である[8-11]．

（4）摂食機能を保ち，食事によりミネラルやビタミンを摂取する

　食事による鉄，亜鉛などのミネラルやビタミンの補充が口腔カンジダ症の予防につながる[7-9]ので積極的に義歯を利用し，摂食機能を回復する必要がある．

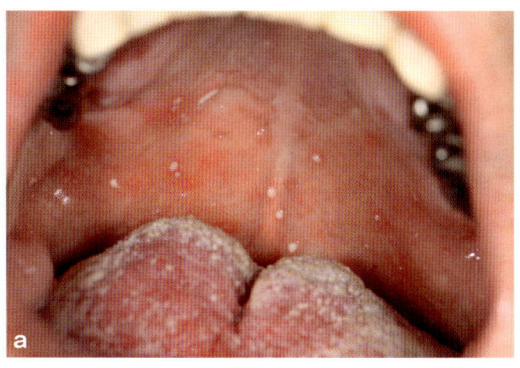

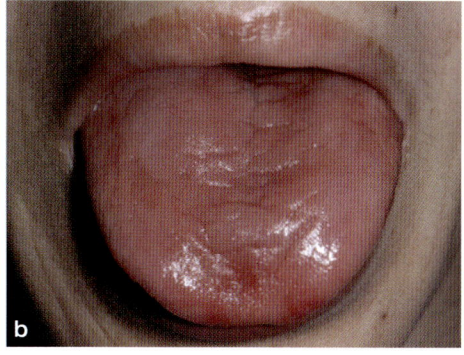

図 6-5　免疫能の低下した症例での口腔カンジダ症
50 歳代男性．糖尿病の偽膜性カンジダ症．
a：血糖コントロール不良で偽膜性口腔カンジダ症が反復している．
b：40 歳代女性．胃全切除後悪性貧血症例．
ビタミン B_{12} 不足により口腔粘膜が脆弱となり紅斑性（萎縮性）カンジダ症が反復している．

　鉄欠乏性貧血，亜鉛欠乏症やビタミン（B_2，B_6，B_{12}）欠乏症や糖尿病，肝疾患や HIV 感染症（AIDS を含む）などでは免疫能の低下とともに物理的障壁である粘膜が脆弱となり口腔カンジダ症になりやすい[10]（図 6-5）．抗真菌薬による原因療法が成功しても免疫能が低下した状態では症状は反復する．鉄欠乏性貧血によるプランマー・ビンソン症候群，亜鉛欠乏症では口腔粘膜が脆弱となった結果，物理的障壁である口腔粘膜が破綻して口内炎が生じ，カンジダが容易に口腔粘膜下に侵入して口腔カンジダ症が生じるので全身疾患を治療する必要がある．

参考文献
1）上川善昭，永山知宏，杉原一正：口腔カンジダ症，病気の形態学，Ⅸ-8，280-3，学際企画，東京，2011．
2）二川浩樹，牧平清超，江草　宏ほか：口腔カンジダの付着およびバイオフィルム形成，医真菌誌，46（4）：233-242，2005．
3）川﨑清嗣，上川善昭，杉原一正ほか：有床義歯使用者の口腔カンジダ菌種に関する研究．日口腔ケア会誌，3（1）：44-47，2009．
4）Kawasaki K., Kamikawa Y., Sugihara K. et al：A clinical study on the relationship between dentures and oral Candida species. Oral Therap. Pharmacol. 30（1）：29-34,7-15,2011.
5）上川善昭，永山智宏，川崎清嗣ほか：口腔ケアに必要な口腔カンジダ症の基礎知識―診断・治療と口腔ケアによる口腔カンジダ症の予防―．日口腔ケア会誌，4（1）：17-23，2010．
6）Kawasaki. K, Kamikawa. Y, Sugihara. K, In vitro and in vivo removal of oral Candida from the denture base. 15 September 2014, DOI：10.1111/ger.12149, Gerodontology.
7）上川善昭，＜総説＞口腔ケアに必要な口腔カンジダ症の基礎知識―診断・治療と口腔ケアによる口腔カンジダ症の予防―日口腔ケア会誌：4（1）：17-23，2010．
8）上川善昭，永山知宏，金川昭啓，杉原一正：＜総説＞口腔カンジダ症，口腔感染症の Update：季刊歯科医療，24（4），24-30，第一出版，東京，2010．
9）上川善昭，金川昭啓，杉原一正ほか：口腔カンジダ症の基礎と臨床，難病と在宅ケア，15（9）：62-66，2009．
10）藤林孝司：歯科口腔領域のやさしい免疫の話．書林，東京，1983．
11）上川善昭，永山知宏，浜田倫史ほか：義歯床材料表面における口腔化粧品（オーラルバランス®ジェル）の抗真菌効果，歯科薬物療法雑誌：31（1），1-12，2012．

Column

新しい口腔カンジダ症の予防法

　口腔カンジダ症は浅在性の真菌症ですが，放置すると肺カンジダ症からカンジダ血症などの深在性真菌症へと進展し重篤な結果となります[1]．しかし，予防すれば問題は生じない，つまり，予防に勝る治療はありません．最新の技術を応用した口腔カンジダ症の予防法をみてみましょう．

1）カンジダ卵黄抗体を利用した口腔カンジダ症の予防

　ヒトの母親が胎盤や母乳を通じて子どもへ免疫物質を与えるように，ニワトリが卵黄に免疫物質を移行させヒヨコへ受け継がせるシステムを活用して作ったのが，卵由来のタンパク質であるカンジダ卵黄抗体です[2]（図1）．

　カンジダ卵黄抗体はカンジダを口腔粘膜表面に定着させません．つまり，カンジダの接着因子に抗体が結合し，粘膜上皮細胞への接着を阻害します．次にカンジダから産生される酵素，毒素などにも抗体が結合して不活化します．さらに病原体の炎症誘導成分にも抗体が結合して，組織への炎症誘導シグナルをブロックし，カンジダによる炎症誘導を阻止します[2-4]．卵黄抗体の特徴は鍵と鍵穴の関係と同様に特異性が非常に高く，抗原抗体の結合反応をします．親和性も強く，瞬時に反応が成立し即効性があります．卵黄を加工した食品なので安全で，薬剤耐性を作らないという優れた特徴を持ち，薬剤耐性菌に対しても効果があります[2-4]．

　カンジダ卵黄抗体はすでに実用化されています．テルモオーラルジェル（テルモ）とSMILE HONEY（ゼトック）に配合され保湿剤として市販され高い効果を示しています（図2）．

2）ナノ銀粒子を利用した義歯性口腔カンジダ症の予防

　銀は古来より高い防腐作用と安全性を持つことが知られており，飲料水や食物の容器として使用されてきました．また近年，高い抗菌性と安全性により衣料品や医療品に応用されています．銀の抗菌性は銀イオンが生じるときに乖離する電子によるとされています（図3）がナノ銀粒子は銀の分子数個分と非常に小さく表面積が大きいので，多くの電子が乖離しやすく高い抗菌効果を現します（図4）．ナノ銀粒子の義歯材料への応用が試みられていましたがスプレーでは効果が短時間で，義歯材料へ練り込んでも材料表面に存在するナノ銀粒子の量をコントロールすることができず，効果は高くありませんでした．しかしナノ銀粒子を担持させる技術（特許第4324639号）を応用して，micro waveを利用して義歯床に抗菌作用を持たせる新技術（特願2013-105663号）により義歯材料表面のナノ銀粒子の量を自在にコントロールすることが可能となり高い抗菌効果を示しています[5]．この新技術はピカッシュとして商品化されています．これにより義歯の手入れは流水下の洗浄で十分であり，義歯はにおいが少なく，ぬめりにくくなります．

図1　カンジダ卵黄抗体
ヒトの母親が胎盤や母乳を通じて子どもへ免疫物質を与えるように，ニワトリは卵黄に免疫物質を移行させヒヨコへ受け継がせる．このニワトリの免疫システムを活用して作ったのが，卵由来のカンジダ卵黄抗体である．

図2　テルモオーラルジェルとSMILE HONEY
カンジダ卵黄抗体が配合された保湿剤として市販され高い効果を示している．

図3　銀イオンの抗菌性

図4　ナノ銀粒子の抗カンジダ効果
50ppmのナノ銀粒子液に60分間暴露したC. albicans の低真空走査型電子顕微鏡写真．
a：ナノ銀液を加えない群では大きさ3μm程度で表面が平滑な酵母が集簇した像が認められた．
b：50ppmのナノ銀粒子液に60分間暴露した群では大きさが5μm以上となり表面は不整で一部破裂した酵母が集簇した像が認められた．

参考文献

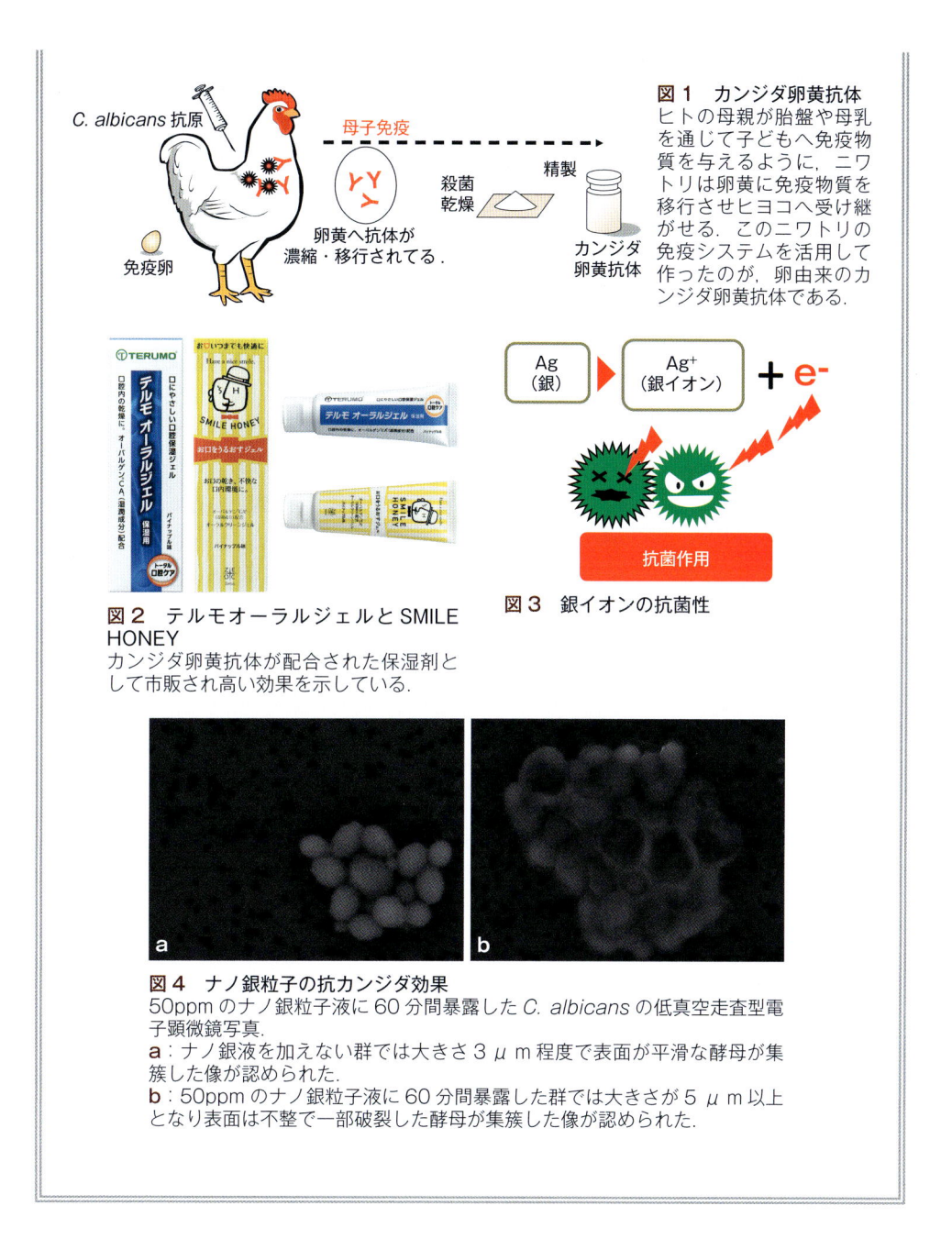

1) 山口英夫：病原性真菌と真菌症　第4版．南山堂，東京，2007．
2) El-Sayed Moustafa Ibrahim, A.K.M. Shofiqur Rahman et al.: In vitro and in vivo effectiveness of egg yolk antibody against Candida albicans (anti-CA IgY). *Vaccine*, 26 (17): 2073-2080, 2008.
3) Y. Kamikawa, J. Fujisaki, T. Nagayama et al.: Use of Candida-specific chicken egg yolk antibodies to inhibit the adhering of Candida to denture base materials: prevention of denture stomatitis. Gerodontology 2014 (12163):, doi: 10.1111/ger.
4) Y. Kamikawa, D. Hirabayashi, T. Nagayama et al.: In Vitro Antifungal Activity against Oral Candida Species Using a Denture Base Coated with Silver Nanoparticles. *Journal of Nanomaterials*, Article ID 780410, 6, 2014.
5) Y. Kamikawa, D. Hirabayashi, T. Nagayama, In Vitro Antifungal Activity against Oral Candida Species Using a Denture Base Coated with Silver Nanoparticles. *Journal of Nanomaterials*, Article ID 780410, 6, 2014.

索 引

数字・欧文

7%ポビドンヨード希釈液	54
AIDS	2, 20
BMS	33
Gram 陰性	8
Gram 染色	8
Gram 陽性	8
HIV 感染症	20
non-*albicans* spesies	5
OPC	20
PAS 染色	9
Thrush	1

あ

アゾール系イミダゾール	47
アゾール系トリアゾール	49
アムホテリシン B	44
アムホテシリン B シロップ	44
アリルアミン系	44
赤いカンジダ症	12, 15

い

イソジンガーグル	54
イトラコナゾール	49, 51
イトラコナゾール内用液	53
イトリゾール	49, 51
イトリゾール内用液	53
イミダゾール系	44
遺伝子学的検査法	8

か

カンジダ	1
——の常在性	2
——の発育形態	1
——の病原因子	2
カンジダ感染	38
カンジダ検査	14
カンジダ性潰瘍	17
カンジダ性白板症	18
カンジダ性味覚障害	36
カンジダ卵黄抗体	62
下部消化管カンジダ症	44
鵞口瘡	1
外陰膣カンジダ症	20
含嗽法	46
含漱法	46

き

キャンディン系	44
ギムザ染色	10
偽膜性カンジダ症	15
義歯性口腔カンジダ症	16, 62
義歯清掃	58
局在性慢性カンジダ症	38
菌交代現象	6
菌糸形	1

く

グロコット染色	10

け

血清学的検査法	8
検査法	8
顕微鏡検査法	8, 11

こ

口角炎	15
口腔カンジダ症	3
——の発生機序	58
——の病因	4
——の病態	4
——の分類	12
——の予防	58
口腔ケア	58
口腔咽頭カンジダ症	20, 44
——の症状	21
——の治療と予防	21
口腔乾燥症	28, 32
口腔筋機能訓練	60
口腔灼熱症候群	33
口唇炎	17
口内炎	38
抗真菌薬感受性検査	10
後天性免疫不全症候群	2
紅斑性（萎縮性）カンジダ症	4, 12, 15, 36
酵母形	1

し

視診	11
自発性異常味覚	36
周術期	22
消化管カンジダ症	44
食道カンジダ症	20, 44
白いカンジダ症	12, 15
侵害受容性疼痛	33
神経障害性疼痛	33
真菌	1
深在性真菌症	44
深部皮膚真菌症	44
新生児・小児	26

せ

正中菱形舌炎	38
舌痛	33
舌痛症	33, 42
前がん状態	40

た
炭酸水素ナトリウム水溶液　56

ち
チオカバメート系　44

と
トリアゾール系　44
ドライマウス　28
糖尿病　38

な
ナノ銀粒子　62
難治性潰瘍　17

ね
ネオステリングリーンうがい液
　0.2%　55

は
バーニングマウスシンドローム
　　　　　　　　　33，42
培養検査法　8，11

ひ
日和見感染　6
肥厚性カンジダ症　17
表在性真菌症　44

ふ
フッ化ピリミジン系　44

へ
ペプチサル　56
平滑舌　36

ほ
ポリエンマクロライド薬　44
ポリエン系　44

ま
慢性増殖性カンジダ症　38

み
ミコナゾール・ゲル剤　47
味覚減退　36
味覚障害　35

や
薬用リステリン　55

り
リフレケアH　56

口腔カンジダ症薬物療法の指針
　　─治療とケアに役立つ基礎と臨床─　　ISBN978-4-263-42220-5

2016年3月25日　第1版第1刷発行
2022年11月20日　第1版第2刷発行

　　　　　　　　編　集　日本歯科薬物療法学会
　　　　　　　　発行者　白　石　泰　夫
　　　　　　　　発行所　医歯薬出版株式会社
　　　　　　〒113-8612　東京都文京区本駒込1-7-10
　　　　　　TEL.（03）5395-7638（編集）・7630（販売）
　　　　　　FAX.（03）5395-7639（編集）・7633（販売）
　　　　　　　　　　　 http://www.ishiyaku.co.jp/
　　　　　　　　　　　 郵便振替番号 00190-5-13816

乱丁，落丁の際はお取り替えいたします　　印刷・木元省美堂／製本・愛千製本
　　　　　　　　© Ishiyaku Publishers, Inc., 2016. Printed in Japan

本書の複製権・翻訳権・翻案権・上映権・譲渡権・貸与権・公衆送信権（送信可能化権を含む）・口述権は，医歯薬出版㈱が保有します．
本書を無断で複製する行為（コピー，スキャン，デジタルデータ化など）は，「私的使用のための複製」などの著作権法上の限られた例外を除き禁じられています．また私的使用に該当する場合であっても，請負業者等の第三者に依頼し上記の行為を行うことは違法となります．
JCOPY ＜出版者著作権管理機構 委託出版物＞
本書をコピーやスキャン等により複製される場合は，そのつど事前に出版者著作権管理機構（電話 03-5244-5088，FAX 03-5244-5089，e-mail：info@jcopy.or.jp）の許諾を得てください．